Palliative Care und Forschung

Herausgegeben von
Martin W. Schnell, Witten, Deutschland
Christian Schulz, Düsseldorf, Deutschland
Harald Kolbe, Herne, Deutschland
Christine Dunger, Witten, Deutschland

Palliative Care ist eine interprofessionelle, klinisch und kommunikativ ausgerichtete Teamleistung, die sich an Patienten und deren Angehörige richtet. Bei der Versorgung eines Palliativpatienten geht es nicht nur um die Behandlung krankheitsbedingter Symptome, sondern vor allem auch um Zuwendung an die Adresse eines Patienten, um die Schaffung geeigneter Versorgungsangebote, um die Unterstützung von Familien und um konkrete Mitverantwortung. Über die Erfahrungswelten von Palliativpatienten in Deutschland gibt es nur wenige Erkenntnisse. In diesem Bereich besteht ein Forschungsbedarf, der sich auf Sachthemen wie die subjektiven Sichtweisen von Patienten und Angehörigen, auf Interaktionen am Lebensende, auf Lebenswelten des Sterbens und nicht zuletzt auf soziale Strukturen von Versorgungseinheiten bezieht. Diese und andere Sachthemen können durch qualitative und sozialwissenschaftliche Forschungsmethoden erschlossen werden, die in Deutschland bislang nur sehr selten im Bereich der Erforschung von Palliative Care eingesetzt werden. Die Reihe Palliative Care und Forschung möchte mithelfen, diesen Mangel im deutschen Sprachraum zu beseitigen.

Martin W. Schnell • Werner Schneider
Harald Kolbe (Hrsg.)

Sterbewelten

Eine Ethnographie

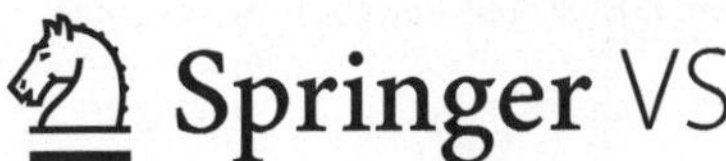

Springer VS

Herausgeber
Martin W. Schnell
Witten/Herdecke, Deutschland

Harald Kolbe
Herne, Deutschland

Werner Schneider
Augsburg, Deutschland

ISBN 978-3-658-03433-7
ISBN 978-3-658-03434-4 (eBook)
DOI 10.1007/978-3-658-03434-4

Die Deutsche Nationalbibliothek verzeichnet diese Publikation in der Deutschen Nationalbibliografie; detaillierte bibliografische Daten sind im Internet über http://dnb.d-nb.de abrufbar.

Springer VS

Gedruckt auf säurefreiem und chlorfrei gebleichtem Papier

Springer VS ist eine Marke von Springer DE. Springer DE ist Teil der Fachverlagsgruppe Springer Science+Business Media.
www.springer-vs.de

Vorwort

Palliative Care ist eine interprofessionelle, klinisch und kommunikativ ausgerichtete Teamleistung, die sich an Patienten und deren Angehörige richtet. Bei der Versorgung eines Palliativpatienten geht es nicht nur um die Behandlung krankheitsbedingter Symptome, sondern vor allem auch um Zuwendung an die Adresse eines Patienten, um die Schaffung geeigneter Versorgungsangebote, um die Unterstützung von Familien und um konkrete Mitverantwortung. Manchmal sind diese interpersonalen und sozialen Hilfeleistungen in einem entsprechenden, ambulanten oder stationären Setting die einzige Leistung, die von der Palliativversorgung am Lebensende noch erbracht werden kann.

Über die Erfahrungswelten von Palliativpatienten in Deutschland gibt es nur wenige Erkenntnisse. In diesem Bereich besteht ein Forschungsbedarf, der sich auf Sachthemen wie die subjektiven Sichtweisen von Patienten und Angehörigen, auf Interaktionen am Lebensende, auf Lebenswelten des Sterbens und nicht zuletzt auf soziale Strukturen von Versorgungseinheiten bezieht.

Diese und andere Sachthemen können durch qualitative, quantitative und andere Forschungsmethoden, die im weitesten Sinne sozialwissenschaftlich ausgerichtet sind, erschlossen werden. Diese Methoden sind in Deutschland bislang nur sehr selten im Bereich der Erforschung von Palliative Care eingesetzt worden.

Die Buchreihe *Palliative Care und Forschung* möchte mithelfen, diesen Mangel im deutschen Sprachraum zu beseitigen. Zu diesem Zweck bietet jeder Band der Reihe:

- die Darstellung einer qualitativ bzw. sozialwissenschaftlich ausgerichteten Methode,
- eine wissenschaftstheoretische Reflexion dieser Methode,
- eine Studie, die die Erschließungskraft der Methode im Bereich Palliative Care bei der Arbeit vorstellt und die damit zugleich Wissen über bestimmte Aspekte der Erfahrungswelten von Palliativpatienten präsentiert,
- die Kommentierung ausgewählter Primär- und Sekundärliteratur zur dargestellten Methode.

Diese Buchreihe richtet sich an: Forscher, Nachwuchswissenschaftler, evidenzbasiert arbeitende Versorger (Ärzte, Pflegende, Therapeuten), Studierende im Bereich von Palliative Care.

****

Der vorliegende zweite Band der Buchreihe *Palliative Care und Forschung* befasst sich mit *Sterbewelten.* Damit ist gemeint, dass das Lebensende von Menschen heute in unterschiedlichen Welten im Sinne von Lebenswelten und sozialen Räumen stattfinden. In diesen Welten organisieren Mediziner, Politiker, Juristen u.a., also Menschen und Institutionen, die ein jeweils sterbendes Individuum überdauern, was als gute Sterbebegleitung gilt, was Sterben bedeutet, wie der Tod definiert ist und andere, für das Lebensende relevante Parameter. Diese Sichtweise basiert auf der These, dass das Sterben nicht nur ein physiologischer Vorgang, sondern in erheblicher Weise ein sozialer Prozess ist, in dem Macht zur Geltung kommt. Um einen Einblick in die Sterbewelten und damit in die gesellschaftliche Wirklichkeit von Tod und Sterben zu erlangen, wurde eine ethnographische Forschung durchgeführt, die die reale Praxis des gesellschaftlichen Umgangs mit dem menschlichen Sterben beobachtet.

Es zeigte sich, wie das Sterben in den verschiedenen Sterbewelten (Krankenhaus, Hospiz, daheim) sozial organisiert wird und was diese Organisationsformen von Patienten, Angehörigen und Ärzten verlangt.

Diese Ergebnisse wurden mit der Methode der *Ethnographie*, erweitert durch Elemente einer Dispositivanalyse, ermittelt. Die Ethnographie entstand als Wissenschaft vom Fremden im frühen 20. Jahrhundert. Sie untersucht durch teilnehmende Beobachtungen sog. kleine Lebenswelten. Die in den späten 1970er Jahre von Michel Foucault angestoßene Dispositivanalytik erweitert die Möglichkeiten der Ethnographie, wenn es um das Aufsuchen der Wirkungsweisen von Macht geht. Der vorliegende Band stellt diese Methodik zunächst vor, reflektiert sie und beobachtet sie dann bei der Durchführung.

Für ihre unverzichtbare Mithilfe bei der Erstellung des Manuskripts bedanken wir uns bei Benjamin Paul vom *Institut für Ethik und Kommunikation im Gesundheitswesen* und bei Kerstin Pospiech und Marian Wittenberg vom *Lehrstuhl für Sozialphilosophie und Ethik* der Universität Witten/Herdecke.

Martin W. Schnell
Christian Schulz
Harald Kolbe
Christine Dunger
im Juli 2013

Inhaltsverzeichnis

Die Ethnographie im Licht der Wissenschaftstheorie

Martin W. Schnell & Harald Kolbe

Wissenschaftstheorie ist eine Reflexion auf die Bedingungen der Möglichkeiten und deren Grenzen, durch die methodisch verfahrende Forschungen empirische Wahrheit, Sinn und Bedeutung hervorbringen. Diese Definition ist im Ausgang von Pierre Bourdieu und Arbeiten zum „medizinischen Feld“ im Anschluss an Bourdieu (Schnell 2005, Schnell 2009) gebildet. – Gemäß dieser Perspektive soll der Zusammenhang von Selbstinterpretation und sozialen Strukturen in der qualitativen Forschung betrachtet werden und vor diesem Hintergrund dann speziell die Ethnographie. Zu diesem Zweck soll zunächst an das Grundverständnis von Wissenschaftstheorie erinnert werden, das der Buchreihe „Palliative Care und Forschung“ zugrunde liegt.

Selbstinterpretationen und soziale Strukturen

Qualitativ ausgerichtete Forschungen dienen dem Versuch, Zugänge zu subjektiven Sichtweisen von Akteuren zu erhalten. Konkrete und bisweilen dichte Beschreibungen sollen besser in der Lage sein, verständlich machen zu können, wie z.B. Menschen mit chronischen Krankheiten leben als dieses durch standardisierte Befragungen möglich wäre. Qualitative Forschungen sind *näher dran* (Flick et al. 2003: 17, 19)!

Harold Garfinkel, einer der Nestoren der qualitativen Soziologie, hebt hervor, dass die Gegenstandsnähe dadurch erreicht wird, dass die wissenschaftlichen Beschreibungen vom „Standpunkt des Mitgliedes“ (Garfinkel 1962: 189) jener Alltagswelt erfolgen, die aktuell gerade beschrieben werden soll. Mit anderen Worten: Wer wissen möchte, ob eine Krankenschwester Respekt für ihre Patienten empfindet, frage sie einfach danach!

Der Vorteil der qualitativen Forschung besteht darin, dass anerkannt wird, dass die Selbstinterpretationen von Akteuren zur Konstitution einer sozialen Realität hinzugehören. Durch diese Anerkennung kann Forschung ihren Probanden zusätzlich eine gewisse Mündigkeit ermöglichen, da die Probanden (etwa durch die Verwendung von in-vivo codes) quasi selbst zur Sprache kommen, nicht von rein äußerlichen Kategorien bevormundet werden und somit auch nicht hinter einer Expertensprache verschwinden. Besonders dann nicht, wenn außer der Forschung niemand sonst den Probanden eine Stimme verleiht.

Der Nachteil einer bestimmten qualitativen Forschung, die sich zu stark einem Subjektivismus nähert, kann darin bestehen, dass sie die „Illusionen der persönlichen Meinung" (Pierre Bourdieu) nicht durchschaut. Eine Krankenschwester hat nicht nur deshalb Respekt vor kranken Menschen, weil sie grundsätzlich „alle Patienten liebt", sondern weil ihr gar nichts anderes übrig bleibt. In ihrer Arbeit ist sie – im Unterschied zum Arzt – einer permanenten Ansprechbarkeit ausgesetzt. Die Selbstinterpretation der Schwester, „für ihre Patienten da zu sein" macht aus der Not, nämlich ohnehin „da sein" zu müssen, eine Tugend. Die Tugend, dass Pflegende per se „Anwälte des Patienten" sind, ist eine Illusion oder stellt sich sehr häufig als eine solche heraus (Schnell 2012).

Um den Illusionen des gesunden Menschenverstandes entkommen zu können, bedarf es einer Objektivierung der subjektiven Sicht der Welt, die von Akteuren vertreten wird (Bourdieu 1970: 41). Diese Objektivierung geschieht durch einen Bruch mit der alltäglichen Sicht der Welt, wie Gaston Bachelard hervorhebt (Bachelard 1974: 19).

Eine objektivierende Betrachtung der sozialen Welt sieht, wie Emile Durkheim sagt, Individuen als Tatsachen an. Diese Betrachtungsweise ist der Feind der Selbstinterpretation des Ich (Alain Touraine)! Die objektivierende Analyse glaubt dem Ich nicht, wenn es sagt, dass es seine Patienten respektiere, weil es sie liebe. Sie sucht nach tieferliegenden Gründen, die dem Bewusstsein verborgen bleiben und findet soziale Strukturen, wie Dienstpläne, Teamkultur auf der Station oder Hierarchien, die es nahe legen, dass sich Pflegende als „Anwälte des Patienten" bezeichnen. Vor allem dann, wenn ihnen sonst kaum eine bedeutsame Stellung im Krankenhaus eingeräumt wird.

Reflexion auf soziale Umstände als ein Gütekriterium

Innerhalb der qualitativen Forschung zählt die Sichtbarmachung der sozialen Umstände unter denen der Forscher geforscht hat, als ein weiteres Gütekriterium. Eine solche Selbstreflexion auf soziale Umstände ist erstens sinnvoll, weil der qualitativ

Forschende weder unabhängig von seinem Objekt ist, wie dieses beim Laborforscher, der ein Reagenzglas schwenkt, der Fall sein mag, noch freischwebend über ihm rangiert. Er ist vielmehr ein Teil seines Untersuchungsobjekts. Der Psychologe gehört einem Milieu an, der Soziologe ist ein Teil der Gesellschaft, der Historiker ist ein Teil der Geschichte. Die Reflexion ist zweitens sinnvoll, um in der Forschung der „Illusion unmittelbarer Evidenz oder der unbewußten Universalisierung einer singulären Erfahrung“ (Bourdieu et al. 1991: 83 f.) zu entkommen.

Die Illusion unmittelbarer Evidenz!
Ein Forscher führt ein Interview mit einem Gymnasiallehrer. Der Lehrer berichtet über seine Studentenzeit, die Anfänge im Beruf, die Familiengründung, über Hobbies und Freunde. Der Forscher tritt mit dem Lehrer problemlos in ein tiefes Gespräch ein und glaubt, als Interviewer unmittelbar, also ohne vertiefende Interpretationsarbeit, an die Erfahrungen seines Gesprächspartners herankommen zu können. – Das ist eine Illusion, da der Forscher verkennt, dass er und sein Gesprächspartner sich nur deshalb „so gut verstehen“, weil sie beide demselben sozialen Raum entstammen. Auch der Forscher hat studiert und ist erst nach dem 25. Lebensjahr in einen Beruf eingestiegen und versteht daher, was der Lehrer meint, wenn dieser sagt, dass man „anfangs ohne viel Geld glücklich gewesen und nur mit dem Rucksack in den Süden gefahren“ sei.
Eine völlig andere Erfahrung hätte der Forscher gemacht, wenn er eine Person vom anderen Ende des sozialen Raums, also etwa einen Bürgerkriegsmigranten von einem fernen Kontinent, als Gesprächspartner angetroffen hätte.

Ein Instrument zur Vermeidung der Illusion unmittelbarer Evidenz und problematischer Universalisierungen ist die Reflexion auf die sozialen Umstände des Forschens etwa durch eine „Soziologie der Soziologie“ (Bourdieu 1985: 50). In dieser von Bourdieu im Ausgang von Husserl bezeichneten Reflexion wird das Erkenntnissubjekt selbst zum Gegenstand gemacht. Es erkennt dann, dass es als Akademiker auch innerhalb von Forschung eine andere soziale Nähe zu einem Lehrer als zu einem Migranten haben kann und dass diese Nähe nicht „intuitiv“ oder „unmittelbar“ zustande kommt, sondern der Stellung im sozialen Raum zu verdanken ist.

Die qualitative Forschung ist dem Verdacht bloßer Meinungsmache ausgesetzt. Forscher sammeln Zitate und versuchen damit Thesen zu belegen! Die Anwendung von Gütekriterien kann helfen, diesen Verdacht zu entkräften.

Subjektivismus/Objektivismus

Der Nachteil einer rein objektivierenden Betrachtung, die sich auf die Beschreibung sozialer Umstände beschränken würde, kann darin bestehen, dass sie soziale Strukturen als autonome handlungsfähige Größen betrachtet (ähnlich wie dieses die Neurobiologie mit dem menschlichen Hirn tut), die Akteure wie Marionetten durch das Schauspiel einer sozialen Welt dirigieren. Die Selbstsicht von Personen, die die qualitative Forschung in den Mittelpunkt ihrer Bemühungen rückt, würde dadurch entwertet werden.

> In der Qualitativen Forschung gilt es, Subjektivismus und Objektivismus zu vermeiden! Eine empirische verfahrende Wissenschaft sollte daher den Zusammenhang zwischen Selbstinterpretationen von Akteuren und sozialen Strukturen, innerhalb derer sich Akteure bewegen, sprechen und handeln, nicht aus dem Blick verlieren.

Daten – was ist das eigentlich?

„Everything is data!" Dieser bekannte Slogan taucht immer wieder in Forschungshandbüchern auf. Danach seien alle Informationen, denen ein Forscher während seiner Forschung begegnet, Daten und als solche auswertbar. Dem steht allerdings die Tatsache gegenüber, dass Forschung methodisch verfährt und dass Methoden selektiv ansetzen. Meist, fast immer, werden nicht alle Informationen als Daten behandelt, sondern nur bestimmte (Kuckartz 2012, 41 f.). Entweder, das von Probanden Gesagte oder das Geschriebene oder das Getane oder die sie umgebenden Strukturen usw. Methoden sind selektiv angelegt, weil sie aus den verfügbaren Informationen meist nur bestimmte als Daten herauspräparieren und dann auswerten. Auch Methodentriangulationen ermöglichen keine definitive Totalerhebung, sondern nur weiter gefasste Datensätze. Selektivität kann auch hier nicht grundsätzlich umgangen werden. Es gibt demnach nicht Daten schlechthin, sondern aus dem Pool vieler Informationen werden *bestimmte Informationen als Daten* ausgewählt und bearbeitet. Die übrigen Informationen werden in das thematische Feld geschoben, wie Aron Gurwitsch sagen würde, oder gänzlich als irrelevant unbeachtet gelassen. Als Beispiel dafür kann die Regelung von Transkriptionen gelten.

Auszug aus der Transkription eines Interviews durch eine Studierende in einer forschungspraktischen Übung.
Interviewer: „Mich würde noch interessieren [*eine Uhr schlägt*], was Sie in dieser Situation [*ein vorbeifahrendes Auto ist im Hintergrund zu hören*] getan haben. Arzt: „Als der Patient auf unsere Station [*ein Auto hupt*] kam, haben wir ihn sofort [*Kindergeschrei*] untersucht. ....“
Bewertung durch den Dozenten: Das Schlagen der Uhr und die Geräusche im Hintergrund mögen sich faktisch während des Interviews ereignet haben und daher auch auf dem Tonband zu hören sein, sie sind aber für die Forschung selbst unwichtig und müssen daher nicht transkribiert und ausgewertet werden. Das Schlagen der Uhr hat auf die Erinnerung des Arztes offenbar keinen Einfluss und definitiv auch nicht auf die zurückliegende Behandlung des Patienten, die für die Forschungsfrage allein relevant ist.

Wie werden aus Informationen nun Daten? Durch Unterscheidungen! Die meisten Methoden zur Datenerhebung treffen solche Unterscheidungen explizit, indem sie sich auf bestimmte Informationen als Datenquellen ausrichten. Das Gesagte im Unterschied zur Hintergrundatmosphäre oder das Gesagte im Unterschied zum Getanen oder das Getane im Unterschied zum Geschriebenen oder das Geschriebene im Unterschied zu sozialen Interaktionen usw. Als Datenträger treten dabei auf: der Text (enthält Gesagtes), das Protokoll (enthält Beobachtetes), das Strukturreview (enthält institutionelle Daten) usw.

Die Durchführung einer Unterscheidung bedeutet, dass bestimmte Informationen als Daten aufgefasst und behandelt werden, andere aber nicht. Für diese Auffassung und Behandlung können drei Faktoren maßgeblich sein: die Bestimmung einer Relevanz der Informationen für die Fragestellung, die Totalität einer Institution, in der die Studie stattfindet und die Daten gewonnen werden und das Gewicht impliziten Wissens der Teilnehmer bzw. der Informationsgeber.

Für die Auffassung und Behandlung bestimmter *Information als Daten* können drei Faktoren maßgeblich sein:
a) die Bestimmung einer *Relevanz*, b) die *Totalität* einer Institution, c) das Gewicht *impliziten Wissens*.

a) Die Unterscheidung, die bestimmte Informationen zu Daten und andere zu Nichtdaten macht, erfolgt entlang dessen, was Alfred Schütz als das *Problem der Relevanz* (Schütz 1971) bezeichnet: etwas wird als bedeutsam thematisiert oder legt sich als bedeutsam auf, anderes rückt zur Seite oder wird dahin geschoben.

Die Entstehung einer entsprechenden Scheidelinie kann als einfacher und reversibler Schnitt geschehen. Eine einfache Operation in dieser Hinsicht ist die *Zusammenfassung.*

Ein Arzt hat einen zehn-stündigen Nachtdienst hinter sich und wird im Nachgang gebeten, davon zu berichten. Vor dem Hintergrund, dass die erlebte Zeit (der 10 Stunden dauernde Dienst) und die erzählte Zeit (der fünfminütige Bericht über diesen Dienst) nicht identisch sind, kann die Zusammenfassung das Relevante darbieten und damit Irrelevantes unthematisiert lassen. Weil das, was als relevant gilt, relativ ist, kann es vorkommen, dass der Interviewer Anderes für wichtiger als der Arzt erachtet und daher nach- und weiterfragt.

Komplex wird die Aufgabe, das als relevant Bestimmte in Begriffen zu fixieren, wenn es als solches sprachfern verfasst ist. Von der Philosophie und der Psychologie der Landschaft (Georg Simmel, Kurt Lewin) ist darauf hingewiesen worden, dass Stimmungen und Atmosphären eine soziale Situation maßgeblich prägen können, es aber schwierig sei, sie aussagekräftig zu erfassen (Böhme 1995). Wie erfasst man eine Atmosphäre als Datensatz?

Die Entstehung jener Scheidelinie kann in den Sektoren des Gesundheitswesens aber auch weniger harmlos geschehen, da es besonders hier viele, zumindest potentiell totale Institutionen gibt.

b) Als *totale Institution* bezeichnet Ervin Goffman eine soziale Ordnung, wenn es 1. eine Gruppe von Schicksalsgenossen gibt, die 2. die meiste Zeit ihres Alltags zusammen an einen Ort verbringen und dabei 3. einheitlichen Regeln und 4. einem institutionellen Plan unterworfen sind (Goffman 1961: 17). Eine totale Institution tendiert dazu, eine Binnenmoral auszubilden, eine eigene Zeitlichkeit, ja eine eigene Lebenswelt zu bilden. Zu denken ist an das Militär, die Schule, das Internat, aber auch an das Krankenhaus, das Alten- und Pflegeheim.

In einer Untersuchung über die soziale Wirklichkeit in einem Krankenhaus der Regelversorgung konnten Forscher zeigen, dass das Krankenhaus eine in sich geschlossene Welt bildet. In der Institution existieren fast keine Anzeichen dafür, dass eine Außenwelt existiert. Im Aufenthaltsraum kleben im Juli noch Osterhasen an den durchsichtigen Scheiben. Das Krankenhaus als Institution hat sich vom Kalender der öffentlichen Zeit abgekoppelt und bezieht sich nur auf sich selbst. Ein solcher Selbstbezug kann die Entstehung einer totalen Institution begünstigen.

In einer totalen Institution ist die Scheidelinie zwischen Relevantem und Nichtrelevantem durchaus problematisch. Michel Foucault zeigt dieses am Beispiel der Psychiatrie. „Man weiß, daß man nicht das Recht hat, alles zu sagen, dass man nicht bei jeder Gelegenheit von allem sprechen kann, daß schließlich nicht jeder beliebige über alles beliebige reden kann.“ (Foucault 1977: 7) Das heißt, dass hier nur bestimmte Informationen als Daten (etwa durch das Sagen in einem Interview) auftreten können und dass die Scheidelinie zwischen Gesagten und Nichtgesagtem durch Macht, also auf eine nicht harmlose Weise, gezogen wird! Das Nichtgesagte kann möglicherweise aber auch wichtig sein. Wenn man es als Datum gewinnen möchte, kann sich die Forschung wohl nicht nur auf das Gesagte als Quelle des Wissens bezieht (Schnell 2006). Meist interessieren sich Forschungen nur für das Gesagte, Explizite und Offenbare.

c) Der Blick auf die Genese des Gesagten, das dann in Interviews und Texten als Datensatz fixiert werden kann, ist nicht nur hinsichtlich der Beachtung von Prozessen der Macht in totalen Institutionen wichtig, sondern immer dann, wenn es auf die Unterscheidung zwischen Gesagtem und Nichtgesagtem ankommt. Das ist häufig schon bei elementaren Beschreibungen der Fall, in denen implizites Wissen zur Geltung gelangt.

Die Krankenschwester geht in das Zimmer des Patienten, gibt ihm die Hand, spricht kurz mit ihm und geht wieder.
Auf die Frage eines Interviewers, was sie im Zimmer des Patienten gemacht habe, sagt sie: „Nichts besonderes. Ich war auf meiner Runde und habe kurz reingesehen.“

Auf die weitergehende Frage, wie es um die aktuelle Verfassung des Patienten stehe, kann sie über Atmung, Gesichtsfarbe, Puls, Temperatur und die Wünsche des Kranken bestens Auskunft geben. Diese Informationen hat sie aus dem kurzen Gespräch und der Berührung gewonnen.

Auf die abschließende Frage, wie es ihr gelinge, diese Informationen über den Patienten ohne Fieberthermometer und ohne Stethoskop zu erhalten, antwortet sie: „Das macht die Erfahrung.“

Implizites Wissen ist ein stummes, verkörpertes, leibliches Können und Vermögen das praktisch wirksam ist, aber meist ungesagt bleibt.

Das implizite Wissen ist eine Herausforderung für die wissenschaftstheoretische Reflexion, weil es sich in gewisser Hinsicht der Thematisierung widersetzt, aber dennoch in der Praxis höchst wirksam ist und eine Unterscheidung zwischen Gesagten und Nichtgesagtem mitbedingt (Schnell 2010, Schnell/Schulz 2010).

In der Qualitativen Forschung gilt es, die Genese von Daten kritisch zu betrachten! Eine empirische verfahrende Wissenschaft sollte den Zusammenhang zwischen dem, was sich als Gesagtes und Getanes zeigt und dem, was nicht in dieser oder in einer andere Weise auftritt, im Blick behalten.

Ethnographie

Die Ethnographie ist eine Methode der Ethnologie. Die Ethnologie ist als „Wissenschaft vom Fremden“ (Berg/Fuchs 1993, 7) eine Wissenschaft der Erforschung fremder Kulturen. Die Ethnographie als deren Methode ist die systematische Beschreibung der Eindrücke, die in einer *teilnehmenden Beobachtung* gewonnen werden (Lüders 2000, 384 ff.). Was tut ein Forscher, wenn er ethnographisch tätig ist? Er liefert „Beschreibungen von kleinen Lebenswelten“ (ebd., 389). Damit ist die Ansicht verbunden, dass die angeblich „kleinen“ Aspekte des Alltags oft mehr über eine Kultur aussagen als die Haupt- und Staatsaktionen einer Gesellschaft.

In ihrer Ethnographie zum Thema „Fremde Welt Pflegeheim“ beschreibt Ursula Koch-Straube, wie das Alltagleben in einem durchschnittlichen Altenheim aussieht. Sie begibt sich in das Altenheim, sitzt im Tagesraum und spricht thematisch und der Form nach in alltäglicher Manier mit den Menschen, wenn sich die Gelegenheit dazu ergibt. Sie nimmt dabei Eindrücke auf, Aussagen von Personen, Merkmale der Institutionen und andere Informationen. Die Forscherin geht als Ethnologin vor. „Nicht anders als eine afrikanische Kultur im Vergleich mit einer europäischen kann das Pflegeheim als ein fremdes Territorium gegenüber anderen sozialen Einheiten betrachtet werden, ausgestattet mit einer eigenen, sich von anderen unterscheidenden Kultur, einer eigenen Philosophie des Lebenssinns, eigenen Werten, Normen und Regeln zur Bewältigung des Alltags. … Der ethnologische Weg der Forschung nutzt Fremdheit nicht als eine zu überwindende oder störende Größe im Forschungsprozess, sondern als Erkenntnisinstrument." (Koch-Straube 1997, 25)

Die Ethnologin des Pflegeheims begibt sich in die Einstellung der teilnehmenden Beobachtung.
Bobachtung: „Das Pflegeheim liegt in einer großen Stadtrandsiedlung einer kleinen Großstadt von Deutschland. … Das Pflegeheim ist in eines der freundlich aussehenden Wohnblocks (sieben Stockwerke) integriert. Es liegt im Erdgeschoß, etwa 50 Meter abseits von der relativ ruhigen Straße." (ebd., 43)
Teilnahme: „Ich sitze im Aufenthaltsraum. Er herrscht Stille. Wie meistens ..." (ebd., 90)

Die teilnehmende Beobachtung ist der methodische Versuch, Subjektivismus und Objektivismus zusammen zu praktizieren und somit nicht auseinanderfallen zu lassen. Wie auch Ursula Koch-Straube nimmt der Forscher an den Aktivitäten einer sozialen Gruppe teil und spricht mit den Akteuren im Feld. Zugleich forscht er aber auch über sie, indem er Strukturdaten der Gruppe sammelt und auswertet.

Als volles methodisches Unternehmen ist die Ethnographie die sprachliche Artikulation und Reflexion von Erfahrungen, die in der Einstellung der teilnehmenden Beobachtung gewonnen werden. Weil eine teilnehmende Beobachtung Grenzen hat, ist ihr Gegenstand und damit der der Ethnographie in der Regel eine kleine Lebenswelt.

Es besteht folgender Zusammenhang zwischen den zentralen Begriffen:

Der *Ethnologe* erforscht fremde Kulturen …
… indem er die in der Einstellung der *teilnehmenden Beobachtung* gemachten Erfahrungen und gewonnenen Kenntnisse von und über diese Kulturen ….
ethnographisch bearbeitet und das heißt sprachlich artikuliert und reflektiert.

Entstehungsbedingungen

„Ethnographie läßt sich in groben Zügen definieren als die Erforschung von Gesellschaften unter dem Gesichtspunkt der Kultur, und als Versuch, ihre unterschiedlichen Merkmale herauszustellen. Historisch hat sie sich zur der Zeit entwickelt, als auch die koloniale Expansion der europäischen Völker stattfand und immer größere Teile der Erde dem kolonialen System einverleibt wurden, das im Wesentlichen auf die Unterwerfung eines Volkes durch ein anderes, besser ausgerüstetes, hinausläuft, wobei gleichzeitig ein vager humanitärer Schleier über das Endziel der Operation, die Profitsicherung für eine Minderheit von Privilegierten, ausgebreitet wird." (Leiris 1950, 53)

Der französische Ethnologe Michel Leiris erinnert daran, dass das Interesse an wissenschaftlicher Erforschung fremder Kulturen mit dem Kolonialismus einhergeht, also mit jener Machtpolitik, durch die die europäischen Nationen im 19. Jahrhundert Länder und Kulturen in Afrika und auf anderen Kontinenten systematisch ausgebeutet und unterworfen haben. Es gehört zu den dunklen Kapiteln der Ethnographie, seit dem 19. Jahrhundert mit dem Kolonialismus verwoben zu sein. Bronislaw Malinowski, Margret Mead, Ruth Benedict und andere führten ihre Forschungsaufenthalte unter den Bedingungen von Kolonialmächten oder während kriegerischer Handlungen durch. Das von Marcel Mauss 1925 in Paris an der Sorbonne gegründete Institut für Ethnologie wurde von Édouard Daladier, den damaligen Kolonialminister Frankreichs, unterstützt. Die Verwaltung von Kolonien benötigt schließlich Beamte und Missionare!

Die Ethnographie ist von Beginn an mit der Frage konfrontiert, wie sie den Unterschied zwischen der Geltung ihrer Erkenntnisse und den Entstehungsbedingungen ihrer Bemühungen als Disziplin kenntlich machen kann. Hilft ein Kulturrelativismus (Frans Boas), eine strukturelle Differenzierung von Mythen (Claude Lévi-Strauss) oder einfach ein „Höchstmaß an Unparteilichkeit" (Leiris 1950, 54)?

Versuch, die Wissenschaft vom Fremden davor zu bewahren, ein Instrument der politischen Herrschaft über fremde Kulturen zu sein:
Als Claude Lévi-Strauss einen Lehrstuhl am Institut d'Ethnologie an der École des hautes études übernimmt, trägt dieser Lehrstuhl die Bezeichnung „Lehrstuhl für Religionen nichtzivilisierter Völker". Nach einer der ersten Vorlesungen erhebt sich im Publikum ein junger farbiger Mann und erklärt: „Ich gehöre einem solchen Volk an und bin mit der Bezeichnung nicht einverstanden." Die Bezeichnung des Lehrstuhls wurde in „Religionen schriftloser Völker" geändert (vgl.: Lévi-Strauss 1989, 85)

Der Kolonialismus ist eine Art der Zerstörung fremder Kulturen und zugleich ein Entstehungsort der Ethnologie. Obwohl Deutschland auch in der Frage des Kolonialismus als „verspätete Nation“ (Helmuth Plessner) bezeichnet werden kann, hat es dennoch einen Widersacher gegen die Wissenschaften vom Fremden hervorgebracht, nämlich die Geisteswissenschaften, die ein speziell deutsches Phänomen sind, allerdings mit universalem Anspruch!

Die Geisteswissenschaften

Im Zeitalter der preußischen Reformen steht die mit den Namen Wilhelm von Humboldt verbundene Bildungsreform für den erfolgreichen Versuch, die Philosophie des deutschen Idealismus mit der bürgerlichen Gesellschaft zum Nutzen und zur Erneuerung des Staates zu versöhnen. Die Geisteswissenschaften, die als Begriff im Zuge dieses Prozesses quasi erfunden worden sind, stellen nicht nur einen akademischen Gegensatz zu den Naturwissenschaften dar, sondern auch eine Vision. Geisteswissenschaften sind Wissenschaften, die einen Kulturauftrag verfolgen. Zu kultivieren bedeutet, Humanität und Bildung zur Ausbreitung zu verhelfen!

Die Vision besteht darin, den Menschen und mit ihm die Welt zu „einer Welt des rein geistigen Ausdrucks umzubilden.“ (Cassirer 1997, 12). Die Geisteswissenschaft realisieren dieses in Form von Erkenntnis- und Sprachbildung, religiöser Andacht und künstlerischer Anschauung. Sie erneuern das Menschentum, wie es seinerzeit hieß, und auch den Staat. Die durchdringende Kraft dieser Bewegung kommt so zur Geltung, dass die Geisteswissenschaften einen Logos verkörpern und zur Realisierung bringen, dem potentiell alles zugänglich und zugehörig ist oder werden kann! Aus dieser folgenreichen Zuspitzung resultiert, dass das Fremde im Prozess der Kultivierung kein starkes Eigengewicht besitzt, ja dass die Geisteswissenschaften sogar als Vernichter des Fremden auftreten.

Äußerungsformen der geisteswissenschaftlichen Vernichtung des Fremden:
a) Das Bewusstsein „wird einen Punkt erreichen, auf welchem es seinen Schein ablegt, mit Fremdartigem, das nur für es und als ein Anders ist, behaftet zu sein.“ (Hegel 1973, 81) b) Kommunismus ist „Vernichtung der Fremdheit“ (Marx/Engels 1983, 35). c) Die hermeneutische Auslegung ist „überall da erfordert, wo etwas fremd ist, das die Kunst des Verstehens zu eigen machen soll.“ (Dilthey 1981, 278)

d) Das zentrale Anliegen der Hermeneutik ist „die Überwindung der Fremdheit und die Aufgabe der Aneignung des Fremden." (Gadamer 1976, 12)

Im Zeichen der Geisteswissenschaften entsteht ein Konzept von Europa. Europa ist demnach eine „geistige Gestalt" (Husserl 1976, 319), die Vorbild für alle anderen Völker ist. Alle anderen wollen werden wie wir, nur wir bleiben die, die wir schon sind. Unvergessen sind die Worte Edmund Husserls: Es liegt in der Idee Europas „etwas Einzigartiges, das auch allen anderen Menschengruppen an uns empfindlich ist als etwas, das, abgesehen von allen Erwägungen der Nützlichkeit, ein Motiv für sie wird, sich im ungebrochenen Willen zu geistiger Selbsterhaltung doch immer zu europäisieren, während wir, wenn wir uns recht verstehen, uns zum Beispiel nie indianisieren werden." (ebd., 320) – Von den Geisteswissenschaften zum Kolonialismus ist der Weg nicht weit!

Kultur, Person und Nation

Die Geisteswissenschaften verstehen unter *Kultur* ein wertendes Konzept der Kultivierung. Kultiviert ist die Person. Wenn sie es ist, ist sie gebildet, gesittet, gepflegt, von richtiger Gesinnung, mit Lebensart ausgestattet und dieses im Unterschied zum ungebildeten Barbaren. Diesem wertenden Kulturbegriff widerspricht die preußische Bildungsreform keineswegs. Der gelehrte Unterricht im Gymnasium des 19. Jahrhunderts in Form der lateinischen und der griechischen Sprache diente der Bildung der Person und ihrer Eingliederung in die bürgerliche Gesellschaft. Mit diesem Konzept war zugleich die Differenz von „Kultur vs. Zivilisation" als nationaler Gegensatz gemeint, der einen Sprengsatz im frühen 20. Jahrhundert darstellte. Norbert Elias zeigte in seiner diesbezüglichen Analyse, dass die Eigenart der Kultur aus deutscher Sicht die Bildung des Geistes im Gegensatz zur Zivilisierung des bloß äußerlichen Verhaltens, wie es in Frankreich üblich sei, meine (Elias 1976 I, 62 ff.; Elias 1989). Vor diesem ideologischen Hintergrund, der sich im Werk zahlreicher Geisteswissenschaftler dieser Zeit wie etwa Alfred Weber und Karl Mannheim niederschlug, entfachte die deutsche Geistesaristokratie eine Polemik gegenüber Frankreich. In seinem Frühwerk *Betrachtungen eines Unpolitischen* von 1918 reflektiert und befördert Thomas Mann diese Polemik.

Ethnologie und Demokratie

Im Unterschied zu Deutschland besitzt in Frankreich oder in England das Fremde als ethnologische Kategorie ein stärkeres Gewicht. Mit dem Kolonialismus entstehen dort Ethnologie und Sozialanthropologie. In Deutschland wird erst nach dem zweiten Weltkrieg der geisteswissenschaftliche Kulturbegriff, der alles Fremde aneignet und der Völkerkunde übereignet, einer fundamentalen Kritik unterzogen, nachdem die Kritische Theorie seinen „affirmativen Charakter“ (Herbert Marcuse) offenbart hat. Die Geisteskultur der Dichter und Denker, der gebildeten Persönlichkeit steht der Inhumanität näher als der Freiheit, denn sie hatte Auschwitz nichts entgegenzusetzen!

Die „Austreibung des Geistes aus den Geisteswissenschaften“ (Friedrich Kittler), wie es am Ende der 70er Jahre hieß, geht mit dem Vollzug einer Demokratisierung der Wissenschaften einher, meist im Zeichen der sog. Aufarbeitung der Geschichte des eigenen Faches in der Zeit nach 1933. Der Begriff der Kultur verliert seinen normativen Wert. Kultur tritt im Plural auf im Sinne reflektierter Vergleichsbeziehungen (Hartmut Böhme). Damit ist in Deutschland die Geburt der *Kulturwissenschaften* vollzogen. Mit ihnen erhält nun, verspätet, auch die Ethnologie als Wissenschaft vom Fremden einen Platz unter den Wissenschaften (vgl.: Kohl 1995, Haller 2012).

Dabei wird die Ethnologie nicht nur als Spezialdisziplin aufgefasst, sondern gar als Herausforderung der Philosophie und anderer Wissenschaften vom Allgemeinen (vgl.: Därmann 2005). Michel Foucault bezeichnet die Ethnologie gar als „Gegenwissenschaft“ (Foucault 1974, 454). Nach der Erschöpfung der klassischen Geisteswissenschaften erscheint die ehemals vergessene Wissenschaft vom Fremden als Garant für einen Neuentwurf der Vernunft!

Im Hinblick auf die Abgrenzung der Ethnologie vom Kolonialismus und die Hinwendung zur Demokratie kann für die gesamte Disziplin eine Formulierung von Maurice Merleau-Ponty aus dem Jahre 1959 angeführt werden.
Merleau-Ponty tritt dafür ein, dass die Ethnologie sich davor hüten müsse, die eigene, europäische Rationalität zur Vernunft schlechthin zu stilisieren und damit fremde Kulturen abzuwerten. Als Alternative schlägt er vor, dass wir uns der „Aufgabe“ stellen sollen, „unsere Vernunft zu erweitern“ (Merleau-Ponty 1959, 175): „Es geht darum zu lernen, wie man das, was unser ist, als fremd, und das, was uns fremd ist, als unsriges betrachtet.“ (ebd., 172) Dieser Aufgabe kann mit gutem Willen allein nicht begegnet werden. Vielmehr bedarf es gründlicher wissenschaftlicher Überlegungen!

Fremdheit

Wenn Fremdheit nicht mehr länger vernichtet werden soll, dann stellt sich die Frage: Was ist Fremdheit und wie kann sie positiv beschrieben werden? Die Frage nach der Sache selbst – nennen wir sie „inhaltliche Frage" – geht hier über in die Frage nach der Methode. Inhalt und Methode sind sorgfältig zu unterscheiden! Fremdheit wird zum Objekt einer Wissenschaft, die das Fremde erforscht und beschreibt – aber nicht durch Begriffe und Kategorien interpretiert, aneignet und damit vernichtet? Das wäre in der Tat neu!

In der Tradition der Phänomenologie des Fremden wird der Versuch unternommen, das Fremde positiv durch eine Unzugänglichkeit und eine Unzugehörigkeit zu bestimmen. Fremdheit ist eine „bewährbare Zugänglichkeit des original Unzugänglichen." (Waldenfels 1997, 90) Fremdheit ist demnach von sich selbst her etwas, das – inhaltlich – nicht zugänglich ist. Diese Tatsache, dass nämlich das Fremde unzugänglich ist, ist jedoch – methodisch – zugänglich, denn ich erfahre schließlich im Kontakt mit dem Fremden, dass es fremd ist, indem es sich mir entzieht. Andere Definitionen würden wenig Sinn machen!

Wenn das Fremde – inhaltlich – zugänglich wäre, dann wäre es nicht mehr fremd, sondern würde in der Zugänglichkeit angeeignet und damit vernichtet. Wenn diese Tatsache, dass das Fremde unzugänglich ist, selbst auch – methodisch – unzugänglich wäre, dann bliebe unklar, wovon überhaupt gesprochen wird. Somit entsteht als einzige mögliche Denkweise ein Paradox: *Es ist mir zugänglich, dass für mich etwas original unzugänglich und somit ‚fremd' ist*!

Ethnologie der fremden und der eigenen Gesellschaft

Die Ethnologie ist auch eine Wissenschaft vom Allgemeinen und nicht nur Spezialwissenschaft fremder, kleiner Völker, da es kein Phänomen gibt, das der Ethnologie nicht zugänglich wäre. In diesem Sinne tritt die so verstandene Ethnologie dafür ein, „unsere Vernunft zu erweitern" (Merleau-Ponty 1959, 175) damit keine Kultur als schlechterdings ‚primitiv' aus der Völkergemeinschaft ausgeschlossen wird. Dieses implizite ethische Anliegen zeugt davon, dass die Zeiten der geisteswissenschaftlichen Hochkultur vorbei sind!

In der Hauptsache hat sich seit Maurice Merleau-Ponty die Unterscheidung zwischen einer „Ethnologie … ‚primitiver' Gesellschaften" und „Ethnologen der eigenen Gesellschaft" (ebd., 171) eingebürgert. Im Sinne des quasi-philosophischen Verständnisses von Ethnologie geht es darum, nicht nur fremde Gesellschaften als fremd, sondern auch die eigene Gesellschaft als fremd zu betrachten.

Nur deshalb kann Ursula Koch-Straube ein Pflegeheim mitten in Deutschland als fremde Welt ethnologisch untersuchen.

Ethnologie fremder Gesellschaften
Eine der in der Gegenwart bekanntesten Untersuchungen stammt von Claude Lévi-Strauss, der in seinem Buch *Traurige Tropen* (1955) einen Bericht über eine Forschungsreise zu brasilianischen Indianervölkern vorlegte. Lévi-Strauss beschreibt darin alltägliche Sitten wie das Bogenschießen, freundschaftliche Kämpfe, das Weben und Spinnen, den Verzehr von Menschenfleisch und andere Rituale. Es gibt ein Foto auf dem drei Cashinahua-Indianerkinder aus dem peruanischen Amazonasgebiet zu sehen sind, die gemeinsam in dem Buch *Tristes Tropiques* blättern und darin Fotos sehen, die ihre eigenen Vorfahren zeigen.

Ethnologie der eigenen Gesellschaft
Eine der in der Gegenwart bekanntesten Untersuchungen stammt von Pierre Bourdieu, der in seinem Buch *La distinction* (dt. 1979) eine „Ethnographie Frankreichs" (Bourdieu 1979, 11) vorlegte. Bourdieu beschreibt darin alltägliche Sitten wie das Mittagessen, das Einrichten von Wohnungen, die Wahl des Partners, den Kunstgenuss, die Herabsetzung von Mitmenschen und andere Rituale. Die Untersuchung bezieht sich auf die französische Gesellschaft der 60er und 70er Jahre.

Seit einigen Jahren ist es verbreitet, die Untersuchung fremder Kulturen als *ethnologische Ethnographie* und die der eigenen Kultur als *soziologische Ethnographie* (Knoblauch 2001, 124) oder als „gesellschaftliche Selbst-Beobachtung" (ebd., 134) zu bezeichnen.

Wenn Eigenes und Fremdes in spezieller Hinsicht zusammen auftreten, werden die ethnologischen Konzepte miteinander kombiniert. Zu denken ist dabei etwa an Forschungen über „Arbeitsmigranten", „Auswanderer", „gemischt kulturelle Ehen" usw.

Weiterhin lässt sich der ethnologische Blick nicht nur auf umfassende Kulturzusammenhänge, sondern auch auf eine einzelne Person beziehen. Seit Sigmund Freud das sog. Unbewusste und das Verdrängte als „inneres Ausland" (Freud 1981, 50) bezeichnet hat, sind Formen der *Autoethnographie* entstanden, die sich an das

Ich oder das Selbst einer Person richten. Von hier aus ist wiederum, etwa durch die Forschungen von Georges Devereux, der Weg zur Untersuchung eines ethnisch unbewussten und damit eines umfassenden Zusammenhangs zu gehen möglich.

Marcel Mauss

Das friedliche Miteinander der beiden, auf das Eigene bzw. das Fremde gerichteten Ethnologien täuscht über den Sprengsatz hinweg, den diese Zweiführung der Ethnologie in sich birgt. Der Ethnologe Marcel Mauss (1872-1950) veröffentlichte 1923 seine Studie zum *Gabentausch* (Le don) in Polynesien. Die Studie erläutert, wie Indianer auf Samoa die Institutionen ihrer Gemeinschaft aufbauen, wie sie Tauschhandel treiben, Familienbande knüpfen und andere grundlegende Dinge mehr. Der entscheidende Punkt ist dabei, dass Mauss eine funktionierende Gesellschaft vorstellt, deren Funktionieren offenbar auf ganz anderen Prinzipien beruht als die uns bekannten antiken oder aktuellen westlichen Gesellschaften.

Die Gesellschaft der Indianer Polynesiens ist nicht einfach nur eine Vorstufe oder ein Vorläufer der Gegenwart, sondern anders! Die Ökonomie ihrer Institutionen beruht nämlich nicht auf der Logik des Kapitals, sondern auf der der Gabe (vgl.: Schnell 2001, 59 f.).

Mauss zeigt, dass die strikte Unterscheidungen von Personen- und Sachenrecht (belebt und unbelebt) und von juristischer Verpflichtung und freiwilligem Geschenk in den von ihm untersuchten Kulturen nicht gilt. Der westliche Leser der Studie von Mauss sah sich mit dem Faktum konfrontiert, dass offenbar auch andersartige Gesellschaften lebensfähig sind und sich dabei nicht um den westlichen way of life kümmern. Der Kapitalismus hat alle alternativen Gesellschaftsformen niedergerungen. Sollte er plötzlich doch in Frage gestellt werden? Vom Leben der Indianer in der Südsee etwa? Die enorme Wirkungsgeschichte, die die Studie von Mauss ausgelöst hat, zeugt von der Sprengkraft, die sich entlädt, wenn die eigene und eine fremde Gesellschaft strukturell miteinander verglichen werden und das Resultat dessen ist, dass die eigene Gesellschaft nicht die ‚überlegene' (was immer das heißen mag) ist.

Mauss hat indes die Ethnologie nicht nur inhaltlich bereichert, sondern auch zur Entwicklung der Methodik beigetragen. Sein, auf den Vorlesungsmitschriften von Denise Paulme basierendes *Manuel d'ethnographie* (Paris 1967, 2000; in dt. 2013 von Iris Därmann und Andreas Haarmann unter dem Titel *Handbuch der Ethnographie* herausgegeben) fasst einige grundlegende Methoden für die Feldforschung zusammen.

Mauss propagiert eine „intensive Ethnographie" (Mauss 2013, 53), die so vollständig als irgend möglich sein soll. Zum Gegenstand erhebt diese Ethnographie „Vergleiche von Fakten und nicht von Kulturen." (ebd., 49) Der Vergleich zwischen Kulturen als solchen würde entweder mit einem nicht vorhandenen Maßstab arbeiten oder aber zum kolonialistischen Überlegenheitsgestus westlicher Gesellschaften gegenüber ‚Barbaren' zurückführen. Damit die teilnehmende Beobachtung nicht zu offensichtlichen und zugleich unerkannten Verzerrungen beiträgt, rät Mauss zu einer Beobachtung im Team. „Es sollen … *mehrere zusammen* aufbrechen." (ebd., 56) Eine Teamleistung kommt schließlich auch der ethnographischen Repräsentation zugute. Der Ethnograph, der eine möglichst vollständige, weil intensive Ethnographie betreiben soll, müsse „zugleich Archivar …, Historiker und Statistiker …. und auch Romancier" (48) sein.

Das *ethnographische Schreiben* hat somit verschiedene Dimensionen:

a) das Sammeln von Daten (archivarische Funktion),
b) das Beschreiben von Entwicklungen (historiographische Funktion),
c) die Feststellung von Häufigkeiten (statistische Funktion),
d) und das Erzählen von Geschichten (literarische Funktion).

Methoden

Wenn das Fremde als Gegenstand der Ethnologie beschrieben und methodisch untersucht werden kann und soll, bedarf es einer spezifischen Bestimmung der Methoden, die dieses gewährleisten. Sämtliche Methodendebatten der letzten Jahrzehnte drehen sich um diesen neuralgischen Punkt: was ist eine ethnologische Methode, die diesen Namen verdient?

Die Methodendebatten galten bis vor ca. 25 Jahren noch der Etablierung der Ethnographie und damit der Abstoßung von älteren, meist quantitativ ausgerichteten Methoden. In den Mittelpunkt ist daraufhin eine verstehende Beschreibung gestellt worden, die zum Zweck einer kommunikativen Validierung dem native speaker zugänglich sein sollte. Mit Alfred Schütz wurde zugleich behauptet, dass ein „Festhalten an der subjektiven Perspektive die einzige, freilich auch hinreichende Garantie dafür sei, daß die soziale Wirklichkeit nicht durch eine fiktive, nicht existierende Welt ersetzt wird, die irgendein wissenschaftlicher Beobachter konstruiert hat." (Schütz/Parsons 1977, 65 f.) Seit Malinowski gilt, dass der Ethnologe den Standpunkt des ‚Eingeborenen' rekonstruieren und verstehen solle. Gleichwohl konnte diese selbstbewusste Behauptung nicht alle Zweifel zerstören:

kann die aus teilnehmender Beobachtung resultierende Beschreibung die Wirklichkeit der kleinen Lebenswelt nicht auch verfehlen? Was ist, wenn es *die* Wirklichkeit, die Forscher und Einwohner teilen könnten, nicht in unproblematischer Weise gibt, auch nicht als kleine? Konstruktionen oder eigene Effekte sind somit möglicherweise nicht zu vermeiden (vgl.: Honer 1989, 299ff).

Die Feldforschung erzeugt eigene Effekte.
Clifford Geertz erzählt eine Anekdote über einen Linguisten, der nach wochenlangen Aufzeichnungen merkt, dass sein Informant ihn, den Linguisten, beim Sprechen respektvoll nachahmt in der Annahme, der fremde Gelehrte werde die eigene Sprache ja wohl besser beherrschen als er selbst (vgl.: Coulmas 1996, 252).

Teilnehmende Beobachtung

Die teilnehmende Beobachtung (participant observation) ist die Einstellung des Ethnologen. In ihr sollen sich Unvoreingenommenheit und persönliche Beteiligung gegenseitig kontrollieren (vgl.: Lüders 2000, 386) und damit Subjektivismus und Objektivismus zusammengehalten werden. Der hier verwendete Begriff der Einstellung stammt aus der Jägersprache und ist von dort aus im 19. Jahrhundert in die Psychologie eingewandert: das Beharren in einer Zielperspektive, auch wenn Bedingungen sich ändern sollten.

Der Ethnologe vermag in der Einstellung der teilnehmenden Beobachtung an einer sozialen Praxis zu partizipieren und die Selbstverständlichkeiten der „Eingeborenen" in Anspruch zu nehmen (= persönliche Beteiligung). Würde der Forscher dabei stehen bleiben, bliebe er naiv und würde sich von seinen Probanden nicht unterscheiden, da er das Handeln und Interpretieren der Probanden als hinreichenden Konstitutionsgrund sozialer Praxis und Wirklichkeit ansehen müsste. Über diesen Glauben an den Alltag hinaus beobachtet der Ethnologe zugleich, was Akteure unbefragt voraussetzen und für ein Gelingen sozialer Praxis in Anspruch nehmen, ohne zu es zu thematisieren (= Unvoreingenommenheit).

Teilnahme und Beobachtung stehen in einer Figur zueinander, die man als „diffizilen Balanceakt" (Honer 1989, 301) bezeichnet hat. Wie weit reicht die Teilnahme, wann setzt die Beobachtung ein? Wie genau sind beide Einstellungsaspekte aufeinander zu beziehen? Was passiert, wenn es zu Widersprüchen zwischen den aus beiden Einstellungsaspekten gewonnenen Informationen kommt?

Eine entscheidende Instanz ist hier nicht vorgesehen. Die teilnehmende Beobachtung bildet daher eine Wechselwirtschaft, die einen ungelösten Konflikt zwischen Teilnahme und Beobachtung enthält. Dieser Konflikt ist unkontrolliert (es fehlt an einer entscheidenden Instanz) und er tritt wahlweise (also nicht immer) auf!

Daten

Die teilnehmende Beobachtung ermöglicht im Feld eine Untersuchung „wilder Bedeutungen" wie verbaler und nonverbaler Artikulationen, idiomatischer Ausdrucksweisen, impliziter und offener Ausdrucksformen (Kawulich 2005). Als „wild" werden diese Bedeutungen bezeichnet, da ihre Erzeugung keinen offiziell anerkannten Regeln folgt.

Diese sog. wilden Bedeutungen sind aber noch keine Daten, sondern Informationen. Informationen werden erst durch eine Bearbeitung zu Daten.

Bearbeitung von Informationen, die auf Ereignissen beruhen, zu Daten:	
1.	*Erinnerung*: Informationen beruhen auf vergangenen und somit erinnerten Ereignissen, wenn sie als Kandidaten für den Status eines Datums erwogen werden.
2.	*Auswahl*: Da nicht alle Informationen zu Daten werden, gilt es eine Auswahl relevanter im Gegensatz zu irrelevanten Informationen zu treffen.
3.	*Verschriftlichung:* Die Daten werden in eine Form der Verschriftlichung gebracht.
4.	*Unterwerfung*: Die Daten werden der Logik eines Textes unterworfen, die etwa erfordert, dass Ereignisse, die „im Leben" gleichzeitig geschehen, nacheinander dargestellt werden.

Was ist Ethnographie?

Die Ethnographie ist also eine Methode, die der Ethnologe in der Einstellung der teilnehmenden Beobachtung verwendet, um das Fremde zu thematisieren. Nachdem die Ethnologie in den 90er Jahren auch in die Soziologie Einzug gehalten hatte, wurde in der wissenschaftstheoretischen Debatte eine *Krise der ethnographischen Repräsentation* diagnostiziert und diskutiert (vgl.: Berg/Fuchs 1993).

Diese Krise betrifft die Arten und Weisen, in der die Ethnographie Wirklichkeiten beschreibt.

Demnach liefert eine Ethnographie keine 1:1 Repräsentation der beobachteten Wirklichkeit. Die Ethnographie sei daher eher wie eine Übersetzung, die das Beobachtete nur als Übersetztes zur Sprache bringen könne (Kalthoff 2003, 72). Es sei hier aber fraglich, ob damit nicht der Abstand zwischen der Ausgangskultur des Ethnographen und der zu beschreibenden Kultur in problematischer Weise übersprungen werde. Die klassisch geisteswissenschaftliche Definition für ‚Übersetzung' geht aus von „Fremdheit" und zielt auf eine „Überwindung derselben" (Gadamer 1986, 391). Dieses Vorgehen wäre problematisch, weil es, wie schon anlässlich der Geisteswissenschaften geäußert, das Fremde und damit den Gegenstand der Forschung vernichten würde.

Alternativen eröffnen sich, wenn man davon ausgeht, dass die Ethnographie das Beobachtete weder überwindet noch widerspiegelt (eine Widerspiegelung wäre die gegenabstraktive Maßnahme zur Überwindung), sondern artikultiert, aber auf andere Weise.

Eine Widerspiegelung ist unplausibel, weil sie suggeriert, dass das Medium der Sprache völlig und gänzlich neutral sei und das Beobachtete unangetastet präsentiere. So, als ob keine Versprachlichung stattgefunden hätte. Das Konzept der Überwindung ist problematisch, weil es davon ausgeht, dass das Beobachtete nur durch eine völlige sprachliche Umformung beschrieben werden könne.

Die Alternative besagt, dass eine Ethnographie ihren Gegenstand weder widerspielt noch überwindet, sondern ihm in anderer Weise Ausdruck verschafft. Die ethnographische Beschreibung trifft dabei die zu beschreibende Sache von einer Distanz aus. Die Distanz rührt daher, dass der Forscher die Welt nicht ‚mit den Augen der Eingeborenen' sehen kann, sondern unvermeidlich vom Standpunkt des in der Regel studierten Forschers aus. Gleichwohl trifft sein *anders beschreiben* die Sache, schließt an ihr eine Bedeutung auf. Diese Leistung kann als *Übersetzung* verstanden werden, aber nicht in einem geisteswissenschaftlichen Sinne. Walter Benjamin beschreibt die Aufgabe des Übersetzers in einer alternativen Hinsicht, wenn er sagt, dass eine gelungene Übersetzung eine „Nachreife des fremden Wortes" (Benjamin 1972, 55) zur Geltung bringen würde. Die Übersetzung realisiert eine Bedeutung, die nur durch sie verwirklicht werden kann und nicht schon präexistierte. Diese Bedeutung tritt allein im Modus der *Nachreife* auf, ähnlich der Sicht auf die Kindheit, die erst und nur nachträglich, in späteren Jahren möglich ist. Proust beschreibt die Tage der Kindheit als erwachsener Mann.

Die ethnographische Beschreibung einer sog. kleinen Lebenswelt ist gegenüber dem Erleben des Lebens in dieser Lebenswelt nachträglich. Sie ist insofern eine *Nach*reife. Ähnlich der autobiographischen Re-flexion bringt sie dabei eine

Bedeutung zur Geltung, die für ein Verständnis des Lebens und der Strukturen in dieser kleinen Lebenswelt relevant ist. Insofern ist sie eine Nach*reife*. Auf diese Weise erfüllt die Ethnographie ihre Aufgabe: Sie artikuliert die Geschichte der Eingeborenen einer fremden oder einer eigenen Kultur, die der Ethnologe in teilnehmender Beobachtung kennen gelernt hat. Hierbei ist zu beachten, dass es den einen Königsweg konkreter Schritte, Handgriffe und Schreibtechniken in Form von Handlungsanweisungen zur Realisierung dieser Aufgabe nicht gibt und auch nicht geben kann!

Die *Besonderheit* der Ethnographie besteht darin, dass sich die Daten, mit denen sie als Methode arbeitet, nicht im Status des bereits Gesagten befinden, das schon im klassischen Sinne Text ist, da sie sie bereits als quasi ‚gelebte Informationen' aufnimmt, die noch nicht abschließend vertextlicht wurden. Das ist möglich, weil der Forscher einen leibhaftigen Kontakt zu der Lebenswelt aufnimmt, die er von innen heraus kennen lernt. Er betrachtet diese insofern als fremd, da er sie nicht dem unerbittlichen Gericht des gesunden Menschenverstandes unterwirft, sondern ihr mit einer Erweiterung der Vernunft begegnet. Dieser Schritt ist dann besonders wichtig, wenn der Forscher einen Beitrag zur Ethnologie der eigenen Gesellschaft leisten möchte, die es mit Phänomenen zu tun hat, die dem Forscher als Bürger nur allzu vertraut sind.

Ethnographien

In einem Review zur methodischen Ausgestaltung der Ethnographie hebt der Verfasser hervor, dass es nicht nur viele Versionen von Ethnographie gäbe, sondern sogar „too many to list here" (Agar 2006, 2). Der Grund für diese große Pluralität liegt darin, dass eine Ethnographie, wie auch andere vorwiegend qualitativ verfahrende Methoden, angesichts bestimmter Gegenstände entstanden ist und an weiteren erfolgreich erprobt werden kann. Aber nicht an allen Gegenständen! Der Forscher startet mit einer Ethnographie über das Leben von sog. ‚Gastarbeitern' und findet seine Methode weiterhin bestätigt bei einer Nachfolgearbeit zum Thema ‚Der Kiosk als Wohnzimmer'. Doch bei einem dritten Ablauf stößt er auf Grenzen. Die Methode muss nun dem neuen und anderen Gegenstand angepasst und damit verändert werden. Daraus erwachsen drei Erkenntnisse:

Es wird verständlich, warum Forscher, wie zum Beispiel Anselm Strauss, immer wieder neue Einführungen in vorgeblich dieselbe Methode verfasst haben. Auch die Ethnographie ist ein Werkzeugkasten, aus dem es möglich ist, sich zu bedienen. Sie kann schließlich mit anderen Methoden kombiniert werden, was jedoch an dieser Stelle nicht näher untersucht wird.

Literatur

Agar, M. (2006): „An Ethnography By Any Other Name …“, in: *Forum: Qualitative Sozialforschung* (7/2006).

Bachelard, G. (1974): *Epistemologie*, Frankfurt/M./ Berlin/Wien.

Benjamin, W. (1972): „Die Aufgabe des Übersetzers“, in: ders. (1992): *Sprache und Geschichte*, Stuttgart.

Berg, E./Fuchs, M. (Hg)(1993): *Kultur, soziale Praxis, Text. Die Krise der ethnographischen Repräsentation*, Frankfurt/M.

Böhme, G. (1995): *Atmosphäre*, Frankfurt/M.

Bourdieu, P. (1970): „Strukturalismus und soziologische Wissenschaftstheorie“, in: *Soziologie der symbolischen Formen*, Frankfurt/M. 1980.
–:(1979): *Die feinen Unterschiede. Kritik der gesellschaftlichen Urteilskraft*, Frankfurt/M.
–:(1985): *Sozialer Raum und Klassen. Lecon sur la Lecon,* Frankfurt/M.
–:(1991): *Soziologie als Beruf. Wissenschaftstheoretische Voraussetzungen soziologischer Erkenntnis*, Berlin/New York.

Cassirer, E. (1997): *Philosophie der symbolischen Formen*, Darmstadt.

Coulmas, F. (1996): „Nackte Tatsachen“, in: *Merkur* (1996/564).

Därmann, I. (2005): *Fremde Monde der Vernunft. Die ethnologische Provokation der Philosophie*, München.

Dilthey, W. (1981): *Der Aufbau der geschichtlichen Welt in den Geisteswissenschaften*, Frankfurt/M.

Elias, N. (1976): *Der Prozeß der Zivilisation,* Frankfurt/M.
–:(1989): *Studien über die Deutschen*, Frankfurt/M.

Flick, U. et al. (Hg.)(2003): *Qualitative Forschung*, Reinbek bei Hamburg.

Foucault, M. (1974): Die Ordnung der Dinge, Frankfurt/M.
–:(1977): *Die Ordnung des Diskurses*, Frankfurt/M./Berlin/Wien.

Freud, S. (1981): *Neue Folge der Vorlesungen zur Einführung in die Psychoanalyse, Frankfurt/M.*

Gadamer, H.G. (1976): *Rhetorik und Hermeneutik*, Göttingen.
–:(1986): *Wahrheit und Methode*, Tübingen.

Garfinkel, H. (1962): „Das Alltagswissen über soziale und innerhalb sozialer Strukturen“, in: Arbeitsgruppe Bielefelder Soziologen (Hg.)(1973): *Alltagswissen, Interaktion und gesellschaftliche Wirklichkeit*, Reinbek bei Hamburg.

Goffman, E. (1961): *Asyle*, Frankfurt/M.

Haller, D. (2012): *Die Suche nach dem Fremden. Geschichte der Ethnologie in der Bundesrepublik 1945-1990*, Frankfurt/New York.

Hegel, G.W.F. (1973): *Phänomenologie des Geistes*, Frankfurt/M.

Honer, A. (1989). „Einige Probleme lebensweltlicher Ethnographie“, in: Zeitschrift für Soziologie (4/1989).

Husserl, E. (1976): *Die Krisis der europäischen Wissenschaften und die transzendentale Phänomenologie*. Husserliana VI, Den Haag.

Kalthoff, H. (2003): „Beobachtete Differenz. Instrumente der ethnographisch-soziologischen Forschung“, in: *Zeitschrift für Soziologie* (1/2003).

Kawulich, B.B. (2005): „Participant Observation as a Data Collection Method”, in: *Forum: Qualitative Sozialforschung* (6/2005).

Knoblauch, H. (2001): "Fokussierte Ethnographie", in: *Sozialer Sinn* (1/2001).

Koch-Straube, U. (1997): *Fremde Welt Pflegeheim. Eine ethnologische Studie*, Bern.

Kohl, K.H. (1995): *Ethnologie – die Wissenschaft vom kulturell Fremden*, München.

Kuckartz, U. (2012): *Qualitative Inhaltsanalyse,* Weinheim und Basel.

Leiris, M. (1950): „Ethnographie und Kolonialismus", in: ders. (1977): *Die eigene und die fremde Kultur. Ethnologische Schriften I*, Frankfurt/M.

Lévi-Strauss, C. (1978): *Traurige Tropen*, Frankfurt/M.
–:(1989): *Das Nahe und das Ferne*, Frankfurt/M.

Lüders, Chr. (2000): „Beobachten im Feld der Ethnographie", in: Flick, U. et al. (Hg.)(2003): *Qualitative Forschung*, Reinbek bei Hamburg.

Marx, K./Engels, F. (1983): *Deutsche Ideologie*. MEW 3, Ostberlin.

Mauss, M. (2013): *Handbuch der Ethnographie*, München.

Merleau-Ponty, M. (1959): "Von Mauss zu Lévi-Strauss", in: ders. (2007): Zeichen, Hamburg.

Schnell, M.W. (2001): *Zugänge zur Gerechtigkeit*, München.
–:(2005): „Entwurf einer Theorie des medizinischen Feldes", in: *Ethik der Interpersonalität*, Hannover 2005.
–:(2006): „Sprechen – warum und wie?", in: Zegelin, A./Schnell, M.W. (Hg.): *Sprache und Pflege*, Bern.
–:(2009): „Das medizinische Feld und der geistige Raum des Arztes", in: Bedorf, Th./Unterthurner, G. (Hg.): *Zugänge. Ausgänge. Übergänge. Konstitutionsformen des sozialen Raums*, Würzburg.
–:(2010): „Die Wissenschaftstheorie und das implizite Wissen", in: *Erwägen.Wissen.Ethik* (4/2010).
–:(2012): „Ethik der Interpersonalität in der Gesundheitsversorgung", in: *Imago Hominis* (2/2012).

Schnell, M.W./Schulz, Chr. (2010): „Der Experte und das Irrationale", in: *Pflege & Gesellschaft* (1/2010).

Schütz, A. (1971): *Das Problem der Relevanz*, Frankfurt/M.

Parsons, T. (1977): *Zur Theorie sozialen Handelns*, Frankfurt/M.

Steinke, I. (2000): „Gütekriterien qualitativer Forschung", in: Flick, U. et al. (Hg.) (2003): *Qualitative Forschung*, Reinbek bei Hamburg.

Waldenfels, B, (1997): „Phänomenologie als Xenologie. Das Paradox einer Wissenschaft vom Fremden", in: ders. (1997): *Topographie des Fremden. Studien zur Phänomenologie des Fremden*, Frankfurt/M.

Was ist Ethnographie?

Piret Paal

Die Ethnografie ist eine beschreibende Wissenschaft, welche sich mit der historisch-vergleichenden Untersuchung von Menschengruppen, Gesellschaftsschichten, aber auch Völkern in früheren Zeiten beschäftigt. Der Begriff „Ethnografie" oder „Ethnographie" leitet sich von Griechisch *έθνος* / ethnos [nicht griechisches] Volk und γράφειν / graphein schreiben oder beschreiben ab. Die Wurzeln der Ethnografie reichen weit in die Vergangenheit zurück. Die Beschreibungen des altgriechischen Historikers Herodot (geboren 5. Jh. v. Chr.) über Libyen, Syrien, Babylonien, Mazedonien, die Gebiete am Schwarzen Meer oder am Don-Fluss werden als früheste ethnografische Texte angesehen, denn in diesen behandelt er die lokalen Gegebenheiten, Gesetze, Sozialsysteme, den Glauben und das Aussehen der Einwohner. Informationen unterschiedlicher Qualität über andere Völker und Volksgruppen haben in früheren Zeiten Seefahrer und Entdecker, Kaufleute und Missionare, später auch Aufseher von Kolonialbesitzen mitgebracht und aufgeschrieben. Oft haben die oberflächlichen und von Vorurteilen geprägten Beobachtungen zu falschen Interpretationen der lokalen Sitten, Rituale und Verhaltensweisen geführt. Verschiedene Formen von Machtpolitik, vor allem Christianisierung, Kolonisierung, aber auch die für die Gegenwart typische Verbreitung westlich-demokratischer Ideen sind mit der bewussten Gegenüberstellung von Eigenem und Fremdem verbunden. Dabei wird das Fremde verachtet und verschiedene Stereotypen zur Durchsetzung eigener Auffassungen verwendet werden. Anders als bei Politikern, besteht die Aufgabe der Ethnografen darin, verschiedene Kulturen anteilnehmend und objektiv zu beobachten, zu verstehen und aufzuklären. Mehr noch, die Aufgabe der Ethnografie ist es, neben kollektiven Lebensformen auch individuelle Auffassungen und Verhaltensmuster zu verstehen und zu deuten.

In Europa ist der Begriff der Ethnografie eng mit Ethnologie verbunden (griechisch έθνος / ethnos Volk, Sippe und λόγος / logos Wort, Gedanke/Auffassung). Ethnologie ist in Amerika als Kulturanthropologie, in Großbritannien aber als Sozialanthropologie bekannt. In Skandinavien und Deutschland wird das entsprechende Forschungsfeld Ethnologie genannt, in Ost-Europa (slawische Länder) dagegen eher Ethnografie. In Skandinavien, wo ähnlich wie in Deutschland auch die Sozial- und die Kulturanthropologie bekannt sind, wird Ethnologie historisch wiederum in Ethnografie und Folkloristik (Volksdichtung) aufgeteilt. Die erstgenannte konzentriert sich auf die Untersuchung von Materie (Gegenstände, Lebensgewohnheiten, Rituale und Riten), die letztere auf das geistige Erbe (Lieder, Geschichten und ihre Erzählung, Wortmagie). Darüber hinaus hat sich in den skandinavischen Ländern die Religionswissenschaft als eine separate Disziplin etabliert, die getrennt von der klassischen Theologie betrachtet werden muss, da sie sich vor Allem der Untersuchung lokaler Glaubenssysteme (mythologisches Weltbild, Übergangsriten, Totenkult) widmet. In Deutschland wurde traditionell zwischen zwei Wissenschaftszweigen unterschieden: Volkskunde/Folkloristik (besonderes bedeutsam Erzählforschung) und Völkerkunde/Ethnologie. Als Unterarten dieser Forschungsbereiche, die mancherorts auch zu selbständigen Disziplinen herangewachsen sind, kann man Ethnomusikologie, Medizinethnologie bzw. Ethnomedizin, kulturbasierte Medienanalyse, Internet(folk)lore-Forschung, Erzählforschung, Oral History, Ethnohistory, Genealogie, Kommunikationsethnografie und viele andere, vor allem thematisch verwandte Forschungsbereiche nennen. Ab Anfang der 1920er Jahre haben in Deutschland auch Soziologen die ethnografische Herangehensweise verwendet (Amann & Hirschauer 1997: 7-51), die anders als Ethnologen/Anthropologen, aber ähnlich wie viele Forscher der Volkskunde, Untersuchungen in heimischer Umgebung durchführten.

All diese Forschungsfelder verbindet die ethnografische Herangehensweise, bei der die Handlungen einer bestimmten Menschengruppe beobachtet und beschrieben werden. In den letzten Jahrzehnten haben sich die Grenzen zwischen allen genannten Wissenschaftszweigen verwischt. Dies liegt zum Teil an Reformen in europäischen Universitäten, welche die Zusammenlegung kleiner Wissenschaften erzwingen. Andererseits ist die Verschwommenheit durch globale Änderungen bedingt, vor allem durch die Völkerwanderung mit der Folge, dass „die Anderen“ nicht mehr in einem geografisch eingrenzbaren Gebiet leben, das man besuchen kann, sondern mehr oder weniger integriert unter „uns“ (Helman 2006: 3). Der herrschende kulturelle, aber auch ethnische Pluralismus erfordert einen noch schärferen Fokus auf die Untersuchung verschiedener, mit menschlichen Handlungen und Verhaltensweisen zusammen hängende Denkmuster, wodurch die Gründe kultureller Zusammenstöße und Reibungen oder sog. *Friktionen* (Tsing 2005) klar werden und das Fremde eigen sowie das Eigene fremd werden kann.

Die Erkenntnis, dass trotz aller kultureller Unterschiede allgemeinmenschliche Denkmuster existieren, hat einen Anstoß zum Einsatz der ethnografischen Herangehensweise als angewandter Wissenschaft in Medizin, Stadtplanung, Politologie, aber auch in modernen Technik- und Industriekonzernen gegeben. Je nach Forschungskontext und -aufgaben können Anforderungen an ethnografische Beobachtungen sehr unterschiedlich sein.

Darstellung der Methode

Die ethnografische Methode ist eine beobachtende Methode. Sie wird vor allem zur Betrachtung menschlichen Handelns in einem vorbestimmten Umfeld (*Setting*) verwendet. Der teilnehmenden Beobachtung geht immer eine gründliche Vorbereitungsphase voraus, im Laufe derer der Forscher sich mit Hilfe verlässlicher Quellen mit den örtlichen Gegebenheiten (Transportbedingungen, Wetterlage, politische Situation) vertraut macht, sich mit notwendigen Mitteln (Schreib- und Zeichenbedarf, Foto- oder Videokamera, Diktiergerät usw.) ausrüstet, soziale Netze aufbaut (Vereinbarungen mit lokalen Machtträgern, Dolmetschern, Reiseführern usw.) und das zur klaren Kommunikation notwendige Zeichensystem erlernt. Solche Vorbereitungen sind zur möglichst problemlosen Durchführung der Feldforschung notwendig, da es sich um ein kosten- und arbeitsintensives Vorhaben handelt, dessen Abbruch das Scheitern der gesamten Forschungsarbeit bedeuten würde und als negative Nachwirkung auch andere Forscher beeinflussen kann. So haben eine gründliche Vorbereitung und im Vorfeld gemachte Vereinbarungen mit verschiedenen Beteiligten auch bei ethnografischen Beobachtungen, die in lokalen Bedingungen wie in einem Krankenhaus oder Pflegeheim durchgeführt werden, zentrale Bedeutung.

Die Besonderheit der ethnografischen Methode besteht in der Dauer der Materialerhebung. Meistens verbringt der Forscher längere Zeit in der zu untersuchenden Umgebung und nimmt je nach gewählter Methode entweder aktiv oder passiv an den beobachteten Lebenswelten teil. Im Falle der aktiven Beobachtung macht der Forscher auf seine Anwesenheit aufmerksam. Die Besonderheit der passiven Beobachtung liegt darin, dass sich die Beobachteten weder der Anwesenheit des Forschers noch der Tatsache, dass sie beobachtet werden, bewusst sind. Der angebliche Vorteil der passiven Beobachtung ist, dass die Person des Forschers keinen Einfluss auf die beobachtete Lebenswelt ausübt. Bei Feldforschungsarbeiten, die über Monate oder Jahre andauern, ist eine passive teilnehmende Beobachtung meistens nicht möglich. Die passive teilnehmende Beobachtung ist auch hinsichtlich der ethischen Anforderungen an die Forschungsarbeit problematisch.

Bei aktiver teilnehmenden Beobachtung üben vielfältige persönliche Merkmale wie das Geschlecht, das Alter, der Charakter, das Aussehen, der soziale Status, das Verhalten u. v. m. des Forschers zwangsläufig direkten oder indirekten Einfluss auf die Beobachteten aus. Wenn Studenten ihre ersten Feldforschungspraktika leisten, kommt es oft vor, dass einige von ihnen mit den Einheimischen oder sog. Informanten einen besonders guten und zuverlässigen Kontakt aufbauen, während andere fortlaufend von Misserfolg begleitet werden. Es wurde festgestellt, dass der Forscher, da er in dem beobachteten Umfeld in jedem Fall eine marginale Person ist, oft einen guten Kontakt zu Ausgestoßenen der Gesellschaft und zu Menschen, die aus irgendeinem Grund ebenfalls für marginal gehalten werden, aufbauen kann. Je nach Ziel und Fragestellung der Forschungsarbeit kann auf diese Weise gesammeltes Material als voreingenommen (*Bias*) angesehen werden. Diese Andeutung der Voreingenommenheit können bei Feldforschungsarbeiten erhobene Materialien auch dann annehmen, wenn der Forscher dem Forschungsobjekt „zu nahe" steht.

Eines der wichtigsten Mittel bei teilnehmenden Beobachtungen ist das Beobachtungsprotokoll. Das Schreiben des Beobachtungsprotokolls besteht meistens aus zwei Etappen. Zuerst schreibt der Forscher kurz und bündig alles auf, was er während der Beobachtung bemerkt, empfindet, wahrnimmt und für wichtig hält, lässt aber jegliche Deutungen beiseite. Nach Ende der Beobachtung zieht der Forscher sich zurück und erschließt auf Grundlage der aufgezeichneten Bemerkungen, Stichwörter und auch Bilder oder Schemata die stattgefundenen Ereignisse. An dieser Stelle könnte man fragen, ob es nicht sinnvoller wäre, dem menschlichen Auge Videokameras und dem menschlichen Ohr Diktiergeräte vorzuziehen. Die Antwort der Forscher, die ethnografische Methoden anwenden, wäre: Ja, aber bevorzugt komplementär, denn das Sichtfeld der Kamera ist enger als das, was das menschliche Auge umfassen kann und durch das menschliche Ohr hörbare ist reicher an Bedeutungsschattierungen als das, was auf dem Diktiergerät gespeichert wird.

Die im Zuge der Feldforschungsarbeiten gesammelten Erfahrungen und Erlebnisse bilden einen wichtigen Teil des Wissensschatzes des Forschers. Alle Hypothesen und Fragestellungen, aber auch allerhand Hintergrundinformationen, wie Erfolge und Misserfolge bei Kontaktaufnahme, positive und kritische Situationen, wichtige Feststellungen und Bemerkungen, die Informanten charakterisierenden Details, werden systematisch in die Feldnotizen eingetragen. Das systematische Aufschreiben der Beobachtungen ist wichtig, da im Zuge der Feldforschungsarbeiten nicht nur Stoff für eine spätere Analyse gespeichert wird.

Unterschiedliche Ereignisse und Situationen beeinflussen unmittelbar den Forscher als Menschen, dessen Auffassungen und Visionen sich daher ebenfalls im ständigen Wandel befinden. Die Feldnotizen helfen den Forschern, zurück zu den ursprünglich aufgestellten Hypothesen und Fragen zu kehren, diese im Lichte des gesammelten Stoffes zu revidieren und dementsprechend neue Fragen und Hypothesen aufzustellen.

In früherer ethnografischer Arbeit war der Begriff „sampling" unbekannt. Die Anzahl der beobachteten Menschen wurde durch ein geografisches Territorium (Kulturlandschaft) bestimmt, meistens handelte es sich um eine Dorfgemeinschaft oder einen Stamm und das Ziel der Forschung war eine möglichst weitflächige Materialerhebung. Ende des 19. und Anfang des 20. Jahrhunderts war in vielen europäischen Ländern die Methode der sog. „ausführlichen Erhebung" in Gebrauch, bei der die Feldforschung darin bestand, in einem Gebiet lebende Menschen systematisch zu besuchen und zu befragen. Diese Art der Materialerhebung war mit einem Forschungsparadigma verbunden, das sich intensiv mit der Rekonstruktion von „ursprünglichen Varianten" beschäftigte und das von der Auffassung getragen wurde, dass die Tradition in Folge von Modernisierungsprozessen „untergeht" (Göttsch & Lehmann 2007: 9-10). Auch die ausführliche Erhebung war in ihrer Herangehensweise selektiv, beispielsweise wurden bei solchen Feldforschungsarbeiten Einwanderer, Menschen mittleren Alters und Jugendliche, mancherorts auch Frauen, aber ebenfalls Personen, die einfach nicht mit den Sammlern sprechen wollten, systematisch ausgelassen.

Heute werden die Anzahl der befragten Personen und auch andere Auswahlkriterien vor allem durch die Fragestellung und die untersuchten Aspekte bestimmt. Traditionsgemäß wird die ethnografische Methode durch eine möglichst weitschweifige/heterogene Herangehensweise charakterisiert. In Sozialwissenschaften und angewandten Wissenschaften, in denen die ethnografische Herangehensweise zur Überprüfung und Evaluierung bestehender Begriffe (von Kardorff 2003: 239), Anwendungen und Theorien verwendet wird, zählt gezieltes Sampling zur Standardprozedur.

Was ist eine repräsentative Materialsammlung? Bei der Durchführung ethnografischer Feldforschung ist die für Feldforschungsarbeiten verwendete Zeit stets ein zentrales Qualitätskriterium gewesen. Feldforschung, die ein oder zwei Jahre dauert, wird vor allem in der Anthropologie als ein etablierter Standard angesehen – als ein Initiationsritus für junge Anthropologen. Natürlich können Forscher Feldforschungsarbeiten auch über eine kürzere Dauer durchführen, doch nachdem eine bestimmte Zeit vergangen ist, wird ein Ort wiederholt besucht, manchmal über Jahrzehnte hinweg, um die stattfindenden Kulturprozesse möglichst gründlich zu beobachten und zu beschreiben.

Wenn man sich mit einem dichten Textkorpus (*thick description*, Geertz 1973) befasst und sich zwischen verschiedenen (Kon)textebenen hin und her bewegt, erschließen sich immer neue Bedeutungsnuancen, die unterschiedliche Interpretationen zulassen. Ob es sich um die Ergebnisse von Interviews, Interviewleitfäden oder teilnehmenden Beobachtungen handelt, eine möglichst heterogene und dichte Textsammlung (Ergebnis erfolgreicher Feldforschung) wird als eine Garantie für die Exaktheit der Interpretationen des Forschers angesehen.

Das Ziel eines Forschers, der die Lebenstätigkeit der Menschen beschreibenden Stoff sammelt, ist das Verstehen und Deuten der beobachteten Handlungen. Jeder Forscher und jede Forscherin die am Anfang eines ethnographischen Forschungsverfahrens steht, sollte sich folgende grundlegende Fragen stellen:

1. Handelt es sich um eine Erhebung von verbalen Daten (problemzentriertes-Interview, narratives Interview, Fokusgruppeninterview) oder um eine ethnographische Beobachtung (Teilnehmende oder Verdeckte)?
2. Wer sind die Gatekeeper? Wer kann mich bei meiner Studie am besten unterstützen?
3. Wie kann ich Objektivität bewahren?
4. Wie kann ich Anonymität, Privatsphäre und Würde der TeilnehmerInnen sichern?

Welche Analysemethode verwendet wird, hängt von den Zielen des Forschers, aber auch von der Natur des gesammelten Materials ab. Anders als bei anderen Herangehensweisen, behaupten viele Wissenschaftler, die die ethnografische Methode verwenden, dass das Material selbst festlegt, welche Methode zielführend ist. In jedem Fall muss die Beschreibung ethnografischen Stoffes als ein Prozess angesehen werden, der eng mit Textproduktion zusammenhängt: Das Gesehene und Erfahrene wird in Worte gefasst und bekommt eine Bedeutung durch die eigene Erfahrungswelt. Es handelt sich um einen hermeneutischen Prozess, im Zuge dessen man sich mehr (um Objektivität bemühter Sachverständiger oder Wissenschaftler) oder weniger (über bestimmte Ereignisse berichtender Informant) von der Möglichkeit, aus unterschiedlichen Weltanschauungen ergebenden Interpretationen und ihrer Vielfältigkeit, bewusst ist.

Ethnografie und die narrative Wende in der Medizin

Die ethnografische Herangehensweise hat in der Medizin noch nicht genug Anwendung gefunden. Die Arbeiten des Arztes und Anthropologen Arthur Kleiman am Anfang der 1980er Jahre haben großes Interesse erweckt und den Grundstein für die sog. narrative Medizin gelegt, in deren Mitte Patientennarrative liegen. Die narrative Wende selbst hat in der Medizin erst in den 1990er Jahren statt gefunden. An dieser Stelle ist es wichtig, auf einige wesentliche Unterschiede zwischen der medizinischen und der medizinanthropologischen (medizinethnologischen) Narrativanalyse hinzuweisen. Erstens ist nicht jedes Interview ein narratives Interview. Zweitens, ein Narrativ ist eine Geschichte mit einem Anfang, einer Mitte und einem Ende. Eine Lebensgeschichte, eine persönliche Krankheitsgeschichte oder einen anderen wichtigen Ereignisverlauf nah beschreibender Textfluss (ethnografische Beschreibung) ist ein sog. sekundäres Narrativ, das wiederum aus verschiedenen Segmenten oder Episoden besteht, welche bereits erwähnte primäre, auch narrative, Sequenzen enthalten (Paal 2009). Nach P. Ricoeur ist 'narration' als

> eine Interaktion zwischen Mensch und Welt (Bezogenheit), zwischen Mensch und Mensch (Kommunikation) und des Menschen mit sich selbst (Selbstbewusstsein) (Ricoeur 1991, 27–28)

zu verstehen. Dementsprechend liegt die Stärke der "Narration" in der Möglichkeit, andere Gedankengänge mitzuvollziehen, vertraute Muster wiederzuerkennen und sich darin zurechtzufinden, überraschende und vom Erwarteten abweichende Ereignisse zu erklären und eine neue Art und Weise zu leben zu erträumen (Mattingly 2008, 2; Bruner 1991, 6–9).

Die in der Medizin verwendete Narrativanalyse konzentriert sich vor allem auf thematische Einheiten, die in Narrativen oder auch Interviewtexten vorkommen. Besonders in deutschem Kontext fällt eine deduktive Herangehensweise, Kategorisierung und die Betonung der Häufigkeit verschiedener Themen auf. Eine solche Einstellung zu qualitativen Quellen widerspricht der ethnografischen Herangehensweise, bei der neben der Frage, was gesprochen wird, das Augenmerk auch auf dem *Warum* und dem *Wie* liegt.

Wenn ein Krebspatient (wiederholt) eine Geschichte darüber erzählt, wie der Tod ihn im Schlaf ruft, dann ist es von der kommunikations-ethnografischen Herangehensweise, aber auch vom Standpunkt der linguistischen Anthropologie wichtig zu fragen, warum der Patient dies in der gegebenen Situation sagt und welche Nachricht er mit dieser Geschichte übermitteln möchte. Da Traumnarrative im westlichen Kulturraum hinreichend marginal sind, werden Träume, selbst wenn man über sie spricht, von den Zuhörern nicht besonders ernst genommen. Folglich ist das Traumnarrativ eine geeignete Form, um das Thema des Todes oder einer schweren Krankheit zu thematisieren, ohne die Zuhörer in eine emotional schwierige Situation zu stellen (Paal 2009, 274-277).

In der Ethnografie ist bei der Analyse von Narrativen sowohl ihr Inhalt als auch ihre Struktur wichtig, und diese werden, wenn möglich, unter Berücksichtigung des soziokulturellen Kontextes und des Verlaufs der Interaktion (wem wird erzählt, in welcher Situation, was ist die Absicht des Gesprächs usw.) analysiert. Die Häufigkeit der Themen in Narrativen ist bei ethnografischer Herangehensweise kein wesentlicher Indikator, wichtiger ist es, zu merken, ob einige Themen bewusst verschwiegen oder mit Unbehagen angesprochen werden. Auch hier spielen die Fragen wie? und warum? eine wichtige Rolle. Oft stehen hinter der Verschwiegenheit Machtverhältnisse wie zum Beispiel ein Arzt-Patienten-Verhältnis, in dem der Patient sich aus irgendeinem Grund als ein minderwertiger (nichtexistenter) Gesprächspartner fühlt. Auch können Schamgefühl, Angst und andere emotional bedrückende Faktoren wie beispielsweise das mit dem Erkranken verbundene Stigma Schweigen verursachen (Paal 2010: 170, Frank 2000: 135-156, Goffmann 1963: 7). A. Lehmann schreibt:

> „Bei der Interpretation der Inteviews mußte es also darauf ankommen, allgemein verbreitete Ansichten in ihrer kulturellen Herkunft zu analysiseren, d. h. konkret, jeweils nach dem Wechselspiel dieser Kulturmuster mit den eigenen lebensgeschichtlichen Erfahrungen fragen." (Lehmann 2007: 279).

Es liegt in der Natur der menschlichen Kommunikation, emotional bedrückende Themen zu meiden. Schwierige Situationen werden mit einem Lachen abgetan und einem ernsten Gespräch folgt Lachen oder Witzeln, das Erleichterung bringt. In der Kommunikationsethnologie hat man gemerkt, dass wenn Menschen aus ihrem Leben erzählen, auch schwierige Situationen und Ereignisse in einem positiven Licht dargestellt werden. In den Krankheitsgeschichten der Patienten bringt eine schwere Erkrankung eine positive Wende in das Leben (Hunt 2000: 88-107), sie wird als ein spannendes Abenteuer (Frank 1995) oder auch als eine humorvolle Pechsträhne (Hawkins 1999) dargestellt. Ein Vergleich quantitativer und qualitativer Ergebnisse aus Messungen der Lebensqualität von Angehörigen von Patienten mit einem Gehirntumor deutete an, dass trotz Müdigkeit, gesundheitlicher Probleme, Fehlen von Freizeit alle befragten Angehörigen in ihren Geschichten auch die positiven Seiten dieser schwierigen Situation genannt haben, wie die Möglichkeit, mit dem Patienten zusammen zu sein, gemeinsam etwas zu unternehmen usw. (Wasner, Paal & Borasio 2013: 88-91). Das entsprechende Phänomen wird *narrative empowerment* genannt.

Besonders in der Palliativmedizin sind die weiter oben genannten die Interaktion beeinflussenden Aspekte von wesentlicher Bedeutung. Eine zentrale Frage ist, wie man verschiedene Tabuthemen so ansprechen kann, dass Patienten sich ohne Scham- und Angstgefühle ausdrücken können (Vertrauen): Ein anderer wichtiger Aspekt hat mit Machtverhältnissen zu tun, die sich in sozialer Interaktion äußern und nicht nur mit Kommunikation und Sprachfluss verbunden sind, sondern auch mit Körpersprache, Gesichts- und Geruchssinn sowie Darstellungsweise (Hydén 2008: 49-58). Zusätzlich zur Beobachtung der Interaktion zwischen dem Arzt und dem Patienten wäre es an dieser Stelle besonders interessant, mit Hilfe empirischer Beobachtungen die Tätigkeit eines multiprofessionellen Teams in einer Palliativabteilung (wie wird der Patient eingewiesen, wer fällt den Patienten/die Angehörigen betreffende Entscheidungen, wie werden Aufgaben verteilt, zu welchen Lösungen ist man bereit, welche Fragen behindern die Zusammenarbeit verschiedener Berufsgruppen). Anne Arber (2006) bspw. untersuchte die Wissensvermittlung von schmerztherapeutisch spezialisierten Krankenschwestern zu nicht schmerztherapeutisch ausgebildeten Ärzten. Während der Teamsitzung wurden Audioaufnahmen der Gespräche getätigt. Anschließend konnten die so erhaltenen Daten mittels einer Diskurs- und Konversationsanalyse ausgewertet werden. Die Ergebnisse der Studie zeigen u.a., daß Krankenschwestern bestimmte rhetorische Strategien anwendeten, um ihre Reputation und Glaubwürdigkeit in der Schmerztherapie zu steigern. Leider bevorzugen viele Ethnologen nach wie vor Feldforschung in den Hospizen und Palliativabteilungen von Afrika und Indien, doch es sind auch erste Schritte auf dem Weg zu empirischen Beobachtungen in medizinische Einrichtungen in Deutschland gemacht worden (Ouart 2012, Dilger & Hadolt 2010).

Mut und Offenheit

Mut und Offenheit sind wohl die zwei Charaktereigenschaften, die jeder braucht, der ethnografische Feldforschung betreibt. Der Mut, sich in ein fremdes Umfeld zu begeben, sich von den anderen zu unterscheiden, allein auch in schwierigen Situationen zu Recht zu kommen (professionelle, ethische und moralische Dilemmas), Entscheidungen zu treffen oder trotz drohender Gefahren (bissige Hunde, Wildtiere) und Unannehmlichkeiten (Flöhe) doch weiter zu arbeiten. Nicht immer kann man alles über die systematisch oder nach dem Prinzip des Zufalls ausgewählten Informanten wissen. Offenheit gegenüber allem und allen ist die hauptsächliche treibende Kraft in der Ethnografie. Die Menschen schätzen es, wenn der Befrager Vorkenntnisse über die lokalen Gegebenheiten und Lebensweisen hat, aber gleichzeitig sind offene Fragen und ein ernsthaftes Interesse bei Begegnungen aller Art (auch bei Interaktion mit Patienten und ihren Angehörigen) sehr wichtig.

Patienten, aber auch ihre Angehörigen, sind im Allgemeinen gerne bereit, ihre Erfahrungen zu teilen. Bei Tätigkeiten in medizinischem Kontext muss man aber beachten, dass jeder zwischenmenschliche Kontakt vom Patienten auch als eine Intervention interpretiert oder wahrgenommen werden kann (jemand nimmt sich Zeit für mich als Person). Dies bedeutet, dass man erst die eigene Rolle als Forscher dem Patienten erklären muss, gleichzeitig sich aber jeder Situation, auch möglichen Krisen, unter dem Prinzip der Menschlichkeit nähern sollte. Es ist gut, wenn der Forscher oder die Forschungsgruppe mit Mitarbeitern kooperiert, die in der Abteilung arbeiten, und sich mit ihnen bei Bedarf auf eine Vereinbarung über zukünftige Interventionen einigt. Doch die Aufgabe des Forschers ist immer, sich vorsichtig zu verhalten und vorzugehen, denn die vermittelte Information ist nicht immer dafür bestimmt, dass sie mit anderen geteilt wird.

Wenn sich ein vertrauensvolles Verhältnis entwickelt hat, ist es wichtig, dass dieses Vertrauen nicht missbraucht wird. Es ist eine bilaterale Vereinbarung, denn wie der Materialsammler hat auch jeder Informant seine eigene (verborgene) Agenda. Umberto Eco (1976) hat eine Maxime erhoben, nach der die Grundlage einer gelungen Kommunikation der Glaube ist, dass uns wahrhafte Information zugetragen wird. Bei Feldforschungsarbeit und Kommunikation mit Informanten wird aber klar, dass die dargestellte Wahrheit in vielerlei Hinsicht relativ ist. Wenn man sich mit biografischen Quellen beschäftigt, kommt es vor, dass Informanten über Ereignisse berichten, von denen sie nicht mal ihren Angehörigen erzählt haben. Andererseits werden in Lebensgeschichten auch Ereignisse hinein geflochten, die einfach von ihrem Kolorit her mit dem Lebensgang des Erzählers zusammen passen. Diese Geschichten werden in erster Person vorgetragen und dem Zuhörer bleiben keine Zweifel darüber, dass es sich genau so ereignet hat, in Wirklichkeit handelt es sich aber um stereotype Sujets, über die es Aufzeichnungen aus ganz anderen Situationen und von anderen Menschen gibt. In beiden Fällen muss der Forscher die Frage stellen, warum ihm etwas anvertraut wurde, das man bisher anderen nicht erzählt hat oder warum gerade diese Geschichte erzählenswert ist und was damit ausgesagt werden soll.

Menschen haben unterschiedliche Wertvorstellungen und im Leben eines jeden Ethnologen kommen Situationen vor, in denen er Menschen trifft, dessen Auffassungen fremd, falsch, sogar entsetzlich anmuten. Manchmal ist der Ethnologe gezwungen, Situationen zu beobachten/ zu analysieren, in denen jemandem Unrecht getan wird oder Bewertungen abgegeben werden, die vom Standpunkt des Beobachters nicht adäquat scheinen. Die ethnografische Herangehensweise bedeutet nicht immer, dass man neutral bleibt, sondern ihr Ziel ist, die vorliegenden, auch widersprüchlichen Weltanschauungen und Verhaltensweisen gründlich zu verstehen. Daher liegt eine der schwierigsten Aufgaben darin, auch in Situationen teilnahmsvoll und interessiert zu bleiben, die auf persönlicher Ebene starke Emotionen hervorrufen.

Forschungsethik

Die „Frankfurter Erklärung“ (2008) stellt folgende ethische Aspekte ethnografischen Arbeitens in den Vordergrund:

> 1. Wird der dokumentierten Kultur und Gesellschaft durch die Themen, Methoden und die Form der Dokumentation ein hinreichender Respekt entgegengebracht?
>
> 2. Sind das Schutzbedürfnis und die Interessen der Informanten und anderer Personen, die als Partner am Prozess der Dokumentation und Interpretation beteiligt waren, ausreichend berücksichtigt?
>
> 3. Ermöglicht die, als Resultat der ethnographischen Arbeit vorgelegte, Dokumentation eine ausreichende Transparenz, um den Prozess ihrer Entstehung erkennen zu lassen? Wurde dabei auch die Option eines Feedbacks hinreichend berücksichtigt?
>
> 4. In welcher Form wurde die notwendige Reziprozität zwischen den Beteiligten an der ethnographischen Arbeit hergestellt?
>
> 5. Wurde den wissenschaftlichen Prinzipien des Holismus, der Vermeidung von unbewussten Vorannahmen („Bias“) und der gebotenen Genauigkeit ausreichend Rechnung getragen?
>
> 6. In welchem Maße sind die mit der Dokumentation verfügbaren Einsichten dazu geeignet, gegenüber der Öffentlichkeit Stellung zu beziehen? Verpflichten möglicherweise bestimmte Zusammenhänge dazu, die Öffentlichkeit darüber zu informieren? (Hahn, Hornbacher & Schönhuth 2008: 3)

Das Problem bei angewandter Ethnografie, aber auch bei Ethnografie, die kleinere Gemeinschaften untersucht, ist die Gewährleistung der Anonymität der Informanten. Um die Richtigkeit von Behauptungen zu untermauern, werden in ethnografischen Studien meistens zahlreiche Zitate und Beschreibungen angeführt. Auf Grundlage sprachlicher Eigenarten, eines kennzeichnenden Füllwortes oder einer charakteristischen Meinungsäußerung können Informanten erkannt werden. Dies könnte sowohl den Interessen der Einzelperson wie der Gemeinschaft schaden. Je nach Fachgebiet wird empfohlen, die Interviews möglichst originalnah zu transkribieren. Bei der Veröffentlichung sollten aber Merkmale, die auf eine konkrete Person hinweisen, aus dem Text entfernt werden. Bei längeren Textauszügen ist es üblich, den Informanten um Erlaubnis für die Veröffentlichung zu fragen, selbst wenn eine frühere Erlaubnis für die Veröffentlichung von Interviewauszügen oder Foto- und Filmaufnahmen vorliegt.

Mit den erhobenen Materialien muss diskret umgegangen werden. In einigen Fällen liegt es im Interesse der Untersuchten, dass die Materialien erst nach Ablauf von fünfzig oder hundert Jahren anderen Forschern zugänglich gemacht werden. Dadurch wird das Verwenden der erhobenen Materialien und auch der mit dem Sammeln und der Analyse der Materialien verbundene Reflexionsprozess kompliziert.

Die Frankfurter Erklärung hebt auf eine lobenswerte Weise das zentrale Dilemma der Ethnografie hervor, in dessen Mitte die Rechte und die Würde des Individuums, die den soziokulturellen Erwartungen und Normen unterworfen sind, stehen. Über die Wichtigkeit von Kultur in der Palliativmedizin habe ich bereits früher geschrieben (Paal 2012: 24-27), aber es soll an dieser Stelle nochmals wiederholt werden, dass obwohl der primäre Untersuchungsgenstand der Ethnologen und Anthropologen die Kultur ist, die Handelnden in diesem System trotzdem die Einzelpersonen sind, deren Würde und Rechte in jeder Situation den vom Kollektiv oder auch von der politischen Macht festgelegten Normen und Pflichten widersprechen oder sich von ihnen unterscheiden können. Die Aufgabe der Ethnografie ist, die unterschiedlichen Werte wahrzunehmen, sie aktiv, selbst- aber auch gesellschaftskritisch zu analysieren und bei Bedarf auch hervorzuheben, ohne beim Verallgemeinern den Interessen des Einzelnen zu schaden.

Validierung

Eine ethnografische Studie hat immer vergleichenden Charakter und einen gewissen intersubjektiven Unterton. Der letztgenannte ergibt sich dadurch, dass die Wissenschaftler sich dem erhobenen Material in jeder Situation vom Standpunkt einer durch ihre Sprache und Kultur beeinflussten Weltanschauung nähern, wie bereits F. Boas (1887) in seinen Werken angemerkt hat. So behaupten kritischere Forscher, wie zum Beispiel M. Bakhtin (1981, 1986 [1930er Jahre] 1981) oder C. Geertz (1973), dass das Ergebnis jeglicher ethnografischer Beschreibung eine Faktion, d. h. faktenbasierte Fiktion ist.

Das hauptsächliche Qualitätskriterium einer ethnografischen Forschungsarbeit ist die methodologisch durchdachte und transparente Darstellung des Materials. Es handelt sich um einen allmählichen (iterativen) oder kreisenden Prozess, in dem das erhobene Material die Fragestellung und die Richtung der Arbeit bestimmt. G. E. Marcus und D. Cushman (1982: 27) betonen, dass

> „die Durchführung von Feldforschungsarbeiten sich ziemlich vom Prozess der Darstellung ethnografischer Ergebnisse unterscheidet, doch genau wie bestimmte Konventionen den historischen Wert von Dokumenten kennzeichnen, bestimmen die Ergebnisse der Feldforschung zum Text verarbeitet das ethnografische Wesen jeder Arbeit."

Eine erfolgreiche ethnografische Forschungsarbeit basiert auf sorgfältig dokumentierten Quellen, so dass andere Forscher die Möglichkeit haben, die gezogenen Schlussfolgerungen kritisch zu analysieren und bei Bedarf zu überprüfen.

Jeder Forscher hat die moralische Pflicht, wahre Information zu präsentieren. In der Ethnografie bedeutet dies vor allem gründliche Beschreibung der

Umstände und der Quellen, aber auch reflexive (Selbst)kritik in Bezug auf die Art und Weise wie die Daten erlangt und interpretiert wurden. Der Forscher entscheidet, in welchem Maße die angeführten Daten verallgemeinert werden dürfen und er wählt die Zitate aus, welche die Wahrheit der Fakten bestätigen. Auch die Reflexion über die Rolle des Forschers selbst wird für einen wichtigen Teil ethnografischer Forschungsarbeiten gehalten. Inwiefern die Person des Forschers und ihr Einfluss auf die Ergebnisse der Arbeit erschlossen werden, hängt vom Forschungsthema und teils auch vom Wunsch des Forschers selbst ab. Wichtig ist, dass auch Aspekte beleuchtet werden, die nach Ansicht des Forschers zur Transparenz des mit der Forschungsarbeit verbundenen hermeneutischen Interpretationsprozesses beitragen. Wenn der Forscher zum Beispiel Grund hat, an seiner sprachlichen Kompetenz zu zweifeln, ist es empfehlenswert, die Richtigkeit der Übersetzungen, aber auch der Interpretationen überprüfen zu lassen.

Eine mögliche Form der Validierung in Ethnografie ist die sog. Triangulation, das heißt, die Kombinierung unterschiedlicher Herangehensweisen (Creswell & Miller 2000: 126). Zur Überprüfung der Angemessenheit der Interpretationen werden Beobachtungen gleichzeitig von unterschiedlichen Beobachtern durchgeführt. Die gemachten Beobachtungen werden miteinander kombiniert, um die Wahrhaftigkeit und Validität der Beobachtungen zu gewährleisten. Die Schattenseite dieser Herangehensweise ist die Erhöhung der Anzahl menschlicher Faktoren, die die Beobachteten/das Beobachtungsumfeld beeinflussen können. Bei der Triangulation kann es sich auch um unterschiedliche methodische Verfahren, die Implementierung verschiedener theoretischer Perspektiven, aber auch eine zeit-, raum- und umstandsabhängige Quellentriangulation handeln, die unter Berücksichtigung der Ziele der Forschungsarbeit zur Validität der vom Forscher gezogenen Schlussfolgerungen beitragen.

Aussichten in der Palliativmedizin

Das weiter oben beschriebene Interesse an narrativer Medizin hat sich in den letzten Jahren bemerkenswert in verschiedenen Berufsgruppen, darunter auch Ärzte, entwickelt. Narrative vermitteln die Erfahrungen von Patienten und ihren Angehörigen und geben Hinweise darüber, was in ihren Leben wichtig ist und wie sie in verschiedenen Situationen zurechtkommen (Polkinghorne 2004, Boothe 2012a, Boothe 2012b). Der Fokus auf Patientennarrativen ermöglicht die Verbindung von Behandlung mit Therapie, wodurch wiederum das Arzt-Patienten-Verhältnis und das Ergebnis der Zusammenarbeit der zwei Seiten beeinflusst werden.

Aus ethnografischer Perspektive gesehen sind auch von Professionellen übermittelte Erfahrungsgeschichten wichtig. Die Geschichten von Ärzten und Vertretern anderer Berufsgruppen spiegeln Kenntnisse wider, die sich im Laufe der alltäglichen Arbeit angesammelt haben und beschreiben die Entscheidungsfindung in verschiedenen Situationen. Die kontextbasierte Tiefenanalyse dieser Geschichten hilft, die Wichtigkeit der Berücksichtigung der Wünsche und Vorlieben des konkreten Patienten zu verstehen (Mattingly & Fleming 1994). Besonders in der Palliativmedizin, in der Begriffe wie „Lebensqualität" oder „die Würde des Einzelnen" einen hohen Stellenwert einnehmen, darf man sich nicht durch den möglichen Einfluss der Kultur oder der geltenden Normen, d. h. durch verschiedene Verallgemeinerungen beirren lassen. G.D. Borasio schreibt in seinem Buch „Über das Sterben" (2010): „Lebensqualität ist etwas absolut Persönliches. Man kann es nur so definieren: Lebensqualität ist das, was der Patient dafür hält." J. Martin (2011: 47) fügt hinzu:

> „Gleiches gilt auch für den Begriff der Würde (des Lebens und des Gesundheitszustandes, bzw. der Abhängigkeit), inkl. der Würde in der letzten Lebensphase: Dies kann und muss der Kranke entscheiden, niemand anderes, gleichgültig, in welch guter Absicht dies auch erfolgen mag."

An dieser Stelle sei am Rande erwähnt, dass obwohl Interviews mit bestimmten Schlüsselinformanten sehr erfolgreich sein können und ausgehend von den gewählten Forschungsmethoden im Vorfeld aufgestellte Hypothesen bestätigen können, bietet die ethnografische Beobachtung zahlreiche zusätzliche Stützpunkte, die helfen, die Situation merklich vieldeutiger zu beschreiben und zu analysieren.

Ergebnisse ethnografischer Forschungsarbeiten, welche die Zusammenarbeit der Patienten, ihrer Angehörigen und professioneller Pfleger für ein gemeinsames Ziel beschreiben, nehmen in Anbetracht der weiteren Entwicklung der Medizin eine wichtige Stelle ein. In einer sich globalisierenden, aus kultureller Perspektive pluralistischen Welt sind gerade Situationen bedeutungsvoll, in denen Menschen aufeinander treffen, die sehr unterschiedliche kulturelle Hintergründe haben und dessen primäre Aufgabe das Finden einer gemeinsamen Sprache in einer vorbestimmten Umgebung ist (Mattingly 2008: 136-154). Das Krankenhaus als eine Institution ist eine Umgebung, in der eine normative, durch Gesetzgebung bestimmte Verhaltensweise dominiert und soziale Rollen (Arzt, Krankenschwester, Sanitäter, Patient) durch die Umgebung vorgegeben sind (Goffman 1961: 22). Daher ist gerade in einer solchen durch institutionstypische Regeln und Beschränkungen definierten Umgebung das Bemerken und die Berücksichtigung der Einzelperson und ihrer Wünsche und Vorlieben eine besondere Herausforderung, die Vorbereitung erfordert.

Wie auf anderen Forschungsgebieten, so ist die Beteiligung von Ethnologen oder Anthropologen in einem multiprofessionellen Team auch in der Medizin eine neue Möglichkeit. Kulturforscher, die eine entsprechende Ausbildung erhalten haben, können verschiedene Aufgaben erfüllen. Sie können die Rolle eines Dolmetschers übernehmen, bei der Vermeidung von Stereotypen und Verallgemeinerungen helfen (die Rolle der ethischen und moralischen Kontrolle) und die Vorkenntnisse der Mitarbeiter über sich selbst und andere ergänzen (Expertenrolle) (Paal 2012, Helman 2006). Selbstbeobachtung, aber auch die zielgerichtete Entwicklung vorhandenen Wissens sind wichtig, um Konfliktsituationen vorzubeugen, die bei fehlender kultureller Sensibilität leicht entstehen können.

Schlusswort

Die Durchführung ethnografischer Studien wird immer populärer und daher erweitert sich der Einfluss von Ethnografie auf andere Forschungsgebiete ständig. Bei der Verwendung der ethnografischen Methode muss man sich darüber bewusst werden, dass sich im Verlauf der Forschungsarbeit die Fragestellung, das Forschungsthema und sogar die untersuchten Probleme ändern können, wie es für eine qualitative Herangehensweise charakteristisch ist. Meistens wird die notwendige Umformulierung vom Umfeld der Erhebungsarbeit bestimmt. Im Verlauf der Erhebungsarbeit kann sich herausstellen, dass in der gegebenen Umgebung keine Antworten auf die aufgestellten Hypothesen gefunden werden können, so dass dieselbe Forschungsmethode in einer anderen Situation verwendet werden muss. Eine andere Möglichkeit ist, neue Fragen auf Grundlage des erhobenen Materials zu stellen. Eine der größten Herausforderungen für die Verwender der ethnografischen Methode ist das Planen der Forschung: Wann, wo und wie teilnehmende Beobachtungen durchzuführen sind und welche Erhebungsmethoden neben der teilnehmenden Beobachtung anzuwenden sind. Es ist ein zeitaufwendiges Unternehmen, in dem auch die vorhandene Finanzierung und die Forschungsarbeit unterstützende Beteiligte eine wichtige Rolle spielen.

Die zentrale Aufgabe der ethnografischen Kulturforschung ist die Durchführung gründlicher Beobachtungen. Das Haupthindernis hierbei kann der Zugang zur Untersuchungsumgebung und zu den Menschen sein. Meistens sind die Verhinderer verschiedene Entscheidungsträger, die aus irgendeinem Grund mit der Veröffentlichung von Funktions- und Handlungsstrukturen verbundene negative Reaktionen befürchten. Die zweite Herausforderung ist die Positionierung des Forschers, ohne dass die etablierte Rollenverteilung und Kultur beeinflusst werden. Die Aufgabe des Forschers ist, in jeder Situation ausgeglichen zu bleiben und Kontakt mit allen Beteiligten zu suchen.

Die Ethnografie als eine Forschungsmethode entwickelt und wandelt sich und wird ständig ergänzt. Wenn man versucht, die Ethnografie heute zusammenfassend zu beschreiben, überwiegen zwei Richtungen. Angewandte Ethnografie strebt nach Ergebnissen, die Entscheidungsträger zum Umdenken und zur Änderung ihrer bisherigen Handlungsmuster bewegen, hermeneutische Ethnografie dagegen bewegt sich in Richtung größerer Selbstreflexion und Offenheit. Wie weit kann man mit dem Verstehen und der Deutung der Handlungen eines Individuums in einem Umfeld kommen? Diese Frage hat keine Antwort, denn die Betrachtung des Denkens und Handelns als kulturgebundener Prozess ist bei ethnografischer Herangehensweise wesentlich wichtiger. Dies bedeutet wiederum, dass der Dialog zwischen dem erhobenen Material und dem Forscher andauert und sich immer wandelnde Deutungen produziert.

Literatur

Amann, Klaus, Hirschauer, Stefan (1997): *Die Befremdung der eigenen Kultur*. Ein Programm. In: Hirschauer, Klaus (Hrsg.): Die Befremdung der eigenen Kultur. Zur ethnographischen Herausforderung soziologischer Empirie. (1997): 7-52.

Arber, Anne (2006): “Pain talk” in hospice and palliative care team meetings: An ethnography. International Journal of Nursing Studies 44, 916-926.

Bakhtin, Mikhail (1981): *The Dialogic Imagination. Four Essays*, Caryl Emerson & Michael Holquist (transl.). Austin: University of Texas Press.

Bakhtin, Mikhail (1986): *Speech Genres and Other Late Essays*, Vern W. McGee (transl.) and Caryl Emerson & Michael Holquist (eds). Austin: University of Texas Press.

Bruner, Jerome (1991): *The Narrative Construction of Reality*. Critical Inquiry 18, 1-21.

Boas, Franz (1887): *Museums of Ethnology and their classification*. Science 9: 228, 587-589.

Boothe, Brigitte (2012a): *Große Begebenheiten und kleine Ereignisse. Die narrative Konstruktion des persönlichen Kosmos.* Zeitschrift für Individualpsychologie, 37(3), 259-273.

Boothe, Brigitte (2012b): *Die Lebenswelt als Narrativ*. In: Boothe, Bühler, Michel & Stoellger (Hrsg.) (2012) Textwelt – Lebenwelt, 203-216.

Borasio Gian Domenico (2011): *Über das Sterben – Was wir wissen, was wir tun können, wie wir uns darauf einstellen.* München: C.H. Beck.

Creswell, John & Miller, Dana (2000): *Determining validity in qualitative inquiry*. Theory into Practice, 39(3), 124-131.

Dilger, Hansjörg & Hadolt, Bernhard (Hrsg.) (2010): *Medizin im Kontext Krankheit und Gesundheit in einer vernetzten Welt.* Frankfurt am Main, Berlin, Bern, Bruxelles, New York, Oxford, Wien: Peter Lang.

Eco, Umberto (1976): *A Theory of Semiotics, Bloomington*: Indiana University Press

Frank, Arthur (1995): *The Wounded Storyteller: Body, Illness, and Ethics*. Chicago: Chicago University Press.

Geertz, Clifford (1973): *The Interpretation of Cultures*. New York: Basic Books.

Göttsch, Silke & Lehmann, Albrecht (2007): Vorwort. In: Silke & Lehmann (Hrsg.) (2007) *Methoden der Volkskunde*. Positionen, Arbeitsweisen der Europäischen Ethnologie, 7-13.

Hahn, Hans Peter, Hornbacher, Annette & Schönhuth, Michael (2008): *„Frankfurter Erklärung" zur Ethik in der Ethnologie*, http://www.dgv-net.de/tl_files/dokumente/Ethikerklaerung%20_DGV_2009.pdf (28.02.2013).

Harris, Marvin (1997) *Culture, People, Nature: An Introduction to General Anthropology* (7th Edition). Boston: Allyn & Bacon.

Hawkins, Anne Hunsaker (1999): *Reconstructing Illness. Studies in Pathography*. West Lafayette, Indiana: Purdue University Press.

Helman Cecil (2006): *Why Medical Anthropology Matters?*. Anthropology Today 22 (01), 3-4.

Hunt, Linda M. (2000): *Strategic Suffering: Illness Narratives as Social Empowerment among Mexican Cancer Patients*. In: Mattingly & Good (Hrsg.) (2000) Narrative and the Cultural Construction of Illness and Healing, 88-107.

Hydén, Lars-Christer (2008): *Narratives in Illness*: A Methodological Note. Qualitative Sociologiy Review 4 (3), 49-58.

Lehmann, Albrecht (2007): *Bewußtseinsanalyse*. In: Silke & Lehmann (Hrsg.) (2007) Methoden der Volkskunde. Positionen, Arbeitsweisen der Europäischen Ethnologie, 271-288.

Marcus, Georg E. & Cushman, Dick (1982): *Ethnographies as Texts*. Annual Review of Anthropology 11: 25-69.

Matrin, Jean (2011): *Palliativmedizin darf nicht in eine Ecke verbannt werden, weit weg von der «Medizin, die heilt»*. Schweizerische Ärztezeitung 92, 47.

Mattingly, Cheryl F. & Fleming, Maureen (1994). *Clinical reasoning: Forms of inquiry in a therapeutic practice*. Philadelphia, PA: F. A. Davis Press.

Mattingly, Cheryl F. (1998*): Healing dramas and clinical plots: The narrative structure of experience.* Cambridge, U.K: Cambridge University Press.

Mattingly, Cheryl F, (2008): *Reading Minds and Telling Tales in a Cultural Borderland.* Ethnos, 36:1, 136-154.

Ouart, Lydia-Maria (2012): *Pflege als Dienstleistung?* Die Grenzen der ökonomischen Austauschlogik in der ambulanten Pflege. Curare 35:3, 166-176.

Paal, Piret (2009): *Dreams and Dream-Like Imagery in Cancer Patients' Narratives*. Fabula – Zeitschrift für Erzählforschung, 50:3/4, 273-282.

Paal, Piret (2010): *Written Cancer Narratives. An Ethnomedical Study of Cancer Patients' Thoughts, Emotions and Experiences*. Sator 10. Tartu & Helsinki: ELM Scholarly Press.

Paal, Piret (2012*): Ist "Kultur" in Palliative Care von Belang?* Überlegungen aus anthropologischer Sicht. Zeitschrift für Palliativmedizin 2012: 13, 24-27.

Polkinghorne, D. (2004): *Practice and the Human Sciences: The Case for a Judgment-Based Practice of Care.* New York: State University of New York Press.

Ricoeur, Paul (1991): *Life in Quest of Narrative.* David Carr (ed.), On Paul Ricoeur: Narrative and interpretation, Routledge, London & New York, 20–33.

Tsing Anna L. (2005): *Friction: An Ethnography of Global Connection.* Princeton, NJ. Princeton University Press 2005.

van Dijk, Teun A. (2006): *Discourse, context and cognition*. Discourse Studies 8: 1, 159–177.

Wasner, Maria, Paal, Piret, Borasio, Gian Domenico (2013): *Psychosocial Care for the caregivers of primary malignant brain tumor patients*. Journal of Social Work in End-of-Life & Palliative Care 9 (1): 74-95.

Sterbewelten: Ethnographische (und dispositivanalytische) Forschung zum Lebensende

Werner Schneider

1 Prolog: Der soziologische Blick

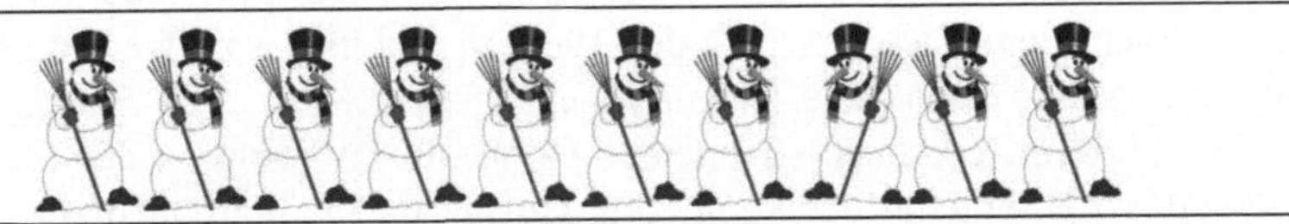

(Quelle: Eigene Darstellung)

Abbildung 1: Bildaufgabe für 6- bis 7-jährige Kinder beim ärztlichen Einschulungstest

Ärztin: „Wie viele Schneemänner sind hier anders als die anderen?"
Kind: „Zwei!"
Ärztin: „Sieh genau hin!"
Kind: „Zwei!"
Ärztin: „Sieh nochmal genau hin – ist es vielleicht nicht doch nur einer?"
Kind: „Nein – zwei! Weil die gucken sich an!"

Dieser kurze Protokollauszug zu einem Einschulungstest zeigt nicht nur, wie das befragte Kind, trotz der in Richtung der ‚korrekten' Beantwortung helfen wollenden Nachfragen seitens der Ärztin, an seiner vermeintlich ‚falschen' Antwort festhält. Sondern es illustriert vor allem die Differenz zwischen der in der gegenwärtigen Gesellschaft so selbstverständlichen und auch für die Ärztin augenscheinlich unbefragbaren Konzentration auf das *einzelne* Individuum und einer für das Kind offenbar näherliegenden Blickrichtung darauf, was *zwischen* Menschen passiert. Deutlich wird hier der Gegensatz zwischen einer alltagsweltlich dominanten *individualistischen* und einer – für den hier verfolgten sozialwissenschaftlich-ethnographischen Blick konstitutiven – *relationalen* Perspektive, die sich darauf richtet, was sich als ‚intersubjektiv geteilte Wirklichkeit' zwischen Individuen aufgrund ihrer wechselseitigen Bezugnahme, ihrer Interaktion her- und auf Dauer stellt oder verändert.

2 Zur Einführung: Sterben und Tod aus empirischer Perspektive

Empirisches Forschen zu Sterben (und Tod) müsste heute eigentlich schwierig bis unmöglich sein – zumindest wenn man einer in den Medien immer noch oft wiederholten Gegenwartsdiagnose Glauben schenkt: Sterben und Tod seien in der heutigen Gesellschaft an den Rand geschoben, tabuisiert, das Wissen um die eigene Sterblichkeit sei aus dem Bewusstsein der Menschen verdrängt.[1] Diese konterkariert sich jedoch allein schon durch ihre ständige Wiederholung selbst, und darüber hinaus lassen sich ab den 1960ern und insbesondere seit den 1980er Jahren verstärkt öffentliche Diskussionen zu verschiedensten Fragen rund um Sterben und Tod erkennen (Schneider 1999; 2005): Wann ist der Mensch tot? Wie soll – z.B. entlang der Stichworte Hospiz und Palliativmedizin – die Versorgung, Betreuung und Begleitung am Lebensende gestaltet werden? Unter welchen Umständen darf ein Behandlungsabbruch erfolgen? Ist Sterbehilfe legitim? Wo liegen die Grenzen der Verfügbarkeit menschlichen Lebens? Welche Behandlungskosten sind am Lebensende noch vertretbar? u.a.m. In der Regel von Medizinern, Juristen, Ökonomen oder Ethikern erörtert, aber keineswegs eindeutig beantwortet, kreisen diese Fragen offenkundig im wachsenden Maße darum, was wann aufgrund welcher Überzeugungen und Orientierungen wie zu tun oder zu lassen ist. Und sie zeigen in ihrer ebenso offenkundigen Unabschließbarkeit allesamt, wie in der modernen Gesellschaft mit der fortschreitenden Pluralisierung und Individualisierung von Praktiken der Lebensführung und den damit verbundenen Lebensvorstellungen, den medizintechnischen Entwicklungen sowie der wachsenden Ökonomisierung und Rationalisierung des Gesundheitssystems die *Handlungsunsicherheiten und Deutungsungewissheiten am Lebensende* (und auch am Lebensbeginn) zunehmen.

---

1 Vgl. zusammenfassend Feldmann (2010); Nassehi/Weber (1989); kritisch dazu z.B. Fuchs (1971); Hahn (1968; 1991); Schmied (1991).

Parallel zu solchen öffentlichen Debatten scheint das Thema Sterben und Tod aber auch im Bewusstsein der Menschen seinen Platz zu haben. Bei einer vom Deutschen Hospiz- und PalliativVerband (DHPV) 2012 in Auftrag gegebenen repräsentativen Bevölkerungsumfrage berichteten „mehr als die Hälfte der Befragten (55%), sich über das eigene Sterben häufig bzw. ab und zu Gedanken gemacht zu haben" (Ruprecht 2013: 6). Ungefähr ebenso viele der Befragten (58%) meinen allerdings auch, die Gesellschaft befasse sich zu wenig mit dem Thema – womöglich ein Effekt des ständigen öffentlichen Redens über Sterben und Tod mit der immer wieder vorangestellten Botschaft, darüber werde zu wenig geredet…

Doch anstatt hierbei nur eine wachsende „Geschwätzigkeit des Todes" (Nassehi 2003: 301) zu diagnostizieren, verweist der folgende Befund auch auf eine direktere alltagsweltliche Präsenz des Themas. Über alle Altersgruppen hinweg – von den 18- bis über 60jährigen – haben 83% der Interviewten Erfahrung mit dem Sterben eines für sie nahe stehenden Menschen gemacht (ebd.: 7). Zwar ist damit nichts über die Intensität dieser Erfahrung, den Grad der persönlichen Involviertheit in dieses Sterben eines bedeutsamen Anderen oder gar dessen Folgen für das jetzige Leben der Befragten ausgesagt. Und doch zeigt dieser Wert, dass von vielen Menschen in ihrem bisherigen Leben ein wo und wie auch immer konkret ausgestaltetes Sterben wahrgenommen wurde: Sterben im Krankenhaus, im Pflegeheim, im Altenheim, zuhause.[2] Neben den öffentlich-medialen, politischen Diskursivierungen haben Sterben und Tod folglich eine davon zwar keineswegs unabhängige, aber insoweit eigenständige Erfahrungsbasis und praktische Relevanz im Alltag von Menschen, als *ihre Lebens*welten für sie zu *Sterbe*welten werden können – zu Welten, in denen für sie erfahrbar gestorben wird. Dies gilt offenbar keineswegs nur für jene, die ‚bis auf weiteres' regelmäßig aufgrund des eigenen Berufs mit Sterben und Tod konfrontiert sind, wie gemäß der vorherrschenden Tabuisierungs- und Verdrängungsrhetorik bisher irrigerweise angenommen wurde, sondern es gilt auch für alle, die z.B. völlig überraschend den plötzlichen Tod eines Angehörigen erleben oder über einen kürzeren oder längeren Zeitraum hinweg die Pflege des Lebenspartners, eines Elternteils, des eigenen Kindes oder von anderen Verwandten, Freunden etc. leisten. Und es gilt insbesondere für all jene, deren Lebenswelt gleichsam unumkehrbar gar für sie selbst als Betroffene aufgrund einer infausten Diagnose zur Sterbewelt wird.

---

2 „Bei 44% der Befragten sind die ihnen nahe stehenden Menschen im Krankenhaus gestorben, bei 8% im Pflegeheim und bei 4% in einer Einrichtung zur Sterbebetreuung. Bei nicht einmal der Hälfte der Antwortenden (39%) sind die nahestehenden Personen zuhause verstorben." (Ruprecht 2013: 7) Bei deutlich mehr als 800.000 Sterbefällen in Deutschland pro Jahr lässt sich zumindest erahnen, wie viele Menschen als beruflich Involvierte sowie als im weitesten Sinne privat davon Betroffene das Sterben eines Anderen wahrnehmen oder gar miterleben.

Um Auskunft über solche gesellschaftlichen Wirklichkeiten von Sterben und Tod zu erhalten, ist der empirisch forschende Blick nicht nur auf die Ebene öffentlich-medialer Diskursivierung, sondern auf die *erfahrbare Praxis* – den praktischen Umgang mit Sterbenden und Toten – zu richten, und zwar soweit wie möglich aus der Sicht der jeweils daran Beteiligten. Wie eine solche, nicht zuletzt auch für alle Praktiker im Bereich von Palliative Care aussagekräftige Empirie theoretisch und methodologisch begründet, konzipiert und methodisch-praktisch umgesetzt werden kann, soll in den folgenden Abschnitten für die *lebensweltanalytische Ethnographie* (und deren mögliche Weiterung im Rahmen einer *dispositivanalytischen Forschungsperspektive*) gezeigt werden. Der Fokus auf die lebensweltanalytische Ethnographie gründet darin, den vermeintlichen Selbstverständlichkeiten, den unbefragten alltäglichen Normalitätsvorstellungen zu Sterben und Tod eine sozialwissenschaftliche Empirie entgegenzusetzen, der es als „ (eine Art) Ethnologie der eigenen Gesellschaft" (Hitzler 1999: 473) darum geht, die in dieser Gesellschaft existierenden vielfältigen und damit ‚fremden' Welten, in denen gestorben wird, zu erkunden. Mit der Erweiterung hin zu einer dispositivanalytischen Perspektive kann der praxisbezogene ethnographische Blick in Bezug gesetzt werden zu den je vorherrschenden Diskursivierungen und verschiedenen institutionellen Formierungen der Sterbendenbetreuung.

Zunächst aber ist grundsätzlich zu fragen, was zu Sterben und Tod überhaupt empirisch ausgesagt werden kann bzw. wo die tatsächlichen Schwierigkeiten und Unmöglichkeiten des empirischen Blicks in diesem Themenfeld liegen.

2.1 Ethnographisches Forschen zur Sterbe-Praxis am Lebensende: das Leichenparadox

Die *lebensweltanalytische Ethnographie* als Forschungsperspektive lässt sich vielleicht am eindrücklichsten über jenes berühmte Diktum von Bronislaw Malinowski (1961: 25) erschließen, welches die Vorgabe an den Sozialforscher formuliert, den Schreibtisch zu verlassen und ins Feld zu gehen: ‚to grasp the native's point of view'! Über seine Sicht der Welt, seine Handlungsroutinen und Erfahrungen, seine Selbst- und Fremdbezüge – darüber kann nur der ‚Eingeborene' selbst Auskunft geben, und zwar am besten dort, wo er zuhause ist, in seiner Lebenswelt. In diesem Sinne geht der Sozialwissenschaftler, ähnlich wie der Ethnologe bei der Erkundung einer fremden Kultur, als „experimenteller marginal man" (Lindner 1990: 210, cit. nach Honer 2000: 202) nach ‚draußen' und hinein in die vielfältigen Welten mit ihren je eigenen (Teil-)Wirklichkeiten, welche moderne, hoch differenzierte Gesellschaften bereithalten. Die Forschung in diesen

‚fremden‘ Lebenswelten basiert dabei keineswegs auf ein ‚Hörensagen‘, sondern erfordert *existentielle Teilhabe*. Gemeint ist „ (…) das eigene Mittun am sozialen Geschehen anderer und die damit verbundene Perspektivenübernahme“, um so „die Welt mit deren Augen zu sehen und darüber hinaus das, was diese Menschen dabei für gewöhnlich tun, am eigenen Leib [zu] erfahren“ (Mücher 2012: 387f; Honer 1993, 1994a). Der Sozialforscher muss sich also möglichst unmittelbar auf die jeweilige Praxis einlassen, um dann – als Wanderer zwischen jenen Welten und seiner Wissenschaft – in seiner Forscherhaltung von dort auch wieder herauszutreten und zu berichten, zu beschreiben. Allerdings nicht allein um des Berichts bzw. der Beschreibung willen, sondern um mittels systematischer Rekonstruktionen fremder Lebenswelten und deren Kondensierung zu Typen von Welterfahrung die eigene Gesellschaft besser verstehen und erklären zu können. ‚*Lebensweltanalyse*‘ meint – so schreibt Anne Honer in Anlehnung an Alfred Schütz – „den methodischen Versuch, die Welt gleichsam durch die Augen eines idealen Typs (irgend-)einer Normalität hindurchsehend zu rekonstruieren“ (Honer 2000: 198). Es geht also – vereinfacht gesagt – darum, „möglichst viele und vielfältige aktuelle und sedimentierte Äußerungs- und Vollzugsformen einer zu rekonstruierenden (Teil-)Wirklichkeit“ zu erfassen, rekonstruierend zu interpretieren und so die ‚Innensicht' des normalen Teilnehmers an dem jeweiligen Geschehen wenigstens näherungsweise zu verstehen und nachvollziehbar zu machen (ebd.: 201 f.; vgl. Schneider 2012).

Eine solche spezifische und besondere Teilwirklichkeit, die jeder – in welchen Äußerungs- und Vollzugsformen auch immer – irgendwann einmal *für sich selbst* erleben, an der jeder in naher oder ferner Zukunft zwangsläufig als zentraler Akteur teilhaben wird, ist mit dem Begriff ‚Lebensende‘[3] bezeichnet. Sterben erscheint gemeinhin als ein primär physiologisch bestimmter Vorgang, dem eine höchst individuelle – leibliche – Erfahrung des je eigenen Sterbens, welche nur der Betreffende für sich selbst machen kann, zur Seite steht: Jeder wird diese im eigentlichen Sinne intime Erfahrung einmal für sich und nur für sich selbst machen (müssen). Doch nicht erst das am eigenen Leib zu erfahrende eigene Sterben, sondern bereits das Sterben eines Mitmenschen, eines konkreten Anderen,

3 Häufig synonym zu Sterben und Tod verwendet, bezeichnet der Begriff ‚Lebensende' hier die derzeitige umfassende Neu-Institutionalisierung des Sterbens im Sinne einer eigenständigen Lebensphase am Ende des Lebens, in der das individualisierte Individuum sein je eigenes Sterben, vorsorglich geplant und abgesichert, würdevoll, selbstbestimmt und möglichst schmerzfrei gestalten soll. So lautet jedenfalls die seit den 1970/80er Jahren – nicht zuletzt im Zuge der Verbreitung der Hospizidee, der Institutionalisierung von Hospizarbeit/Palliative Care bis hin zu den intensivierten Debatten um Sterbehilfe – diskursiv vermittelte, normative Programmatik des ‚guten Sterbens', das vom Individuum gleichsam als letztes Lebensprojekt zu verfolgen ist (Schneider 1999, 2005; vgl. auch Knoblauch/Zingerle 2005).

versetzt die (Weiter-)Lebenden in diesen besonderen Wirklichkeitsbereich, der sie mit dem dabei wahrgenommenen, radikalen und unumkehrbaren Beziehungsabbruch zum Sterbenden in jene existenzielle Grenzerfahrung treibt, welche ‚im Angesicht des Todes' unausweichlich erscheint. Der Kulturwissenschaftler Thomas Macho (1987) beschreibt den von den (Weiter)Lebenden erfahrenen Sterbensprozess eines Anderen exemplarisch so:

> „Der Sterbende lässt sich nicht mehr ansprechen, jeder Kontakt wird abgeschnitten, sein körperliches Aussehen verändert sich dramatisch: vom blassen Gesicht zum spitzen Kinn und zu den eingefallenen Gesichtszügen; zu den aufgerissenen Augen, von denen niemand weiß, *ob* und *was* sie noch sehen; zur langsam aussetzenden Atmung und zu den Muskelkontraktionen und Zuckungen, die uns wie mechanische Krämpfe anmuten. Schließlich bleibt eine Leiche zurück." [Herv.i.O.] (ebd.: 408)

Was sich im Ablauf des Sterbens zwischen dem Sterbenden und den Anwesenden als Transformationsprozess einer sozialen Situation im Sinne des unumkehrbaren Abbruchs einer ‚(ein-)gelebten' sozialen Beziehung vollzieht, erreicht seinen Schlusspunkt im *Leichenparadox*:

> „Auf der einen Seite ist die Leiche ganz offensichtlich identisch mit einem bestimmten Menschen: wir wissen genau, wer da liegt und gestorben ist; auf der anderen Seite aber ist dieselbe Leiche – ebenso offensichtlich – nicht identisch mit einem bestimmten Menschen." (ebd.: 409)

Das Ende des Sterbensprozesses produziert ‚Dingmenschen', die – weil schließlich tot – als Mitglieder der sozialen Welt (zumindest für unsere Kultur) versagen, indem sie unumkehrbar nicht mehr direkt angesprochen werden können (ggf. noch indirekt, z.B. im Gebet o.ä.) und auf jeden Fall keinen aktiven Einfluss mehr auf diese Welt nehmen, gleichwohl aber als Individuen lokalisierbar und identifizierbar bleiben. Es ist diese durch das Sterben herbeigeführte und schließlich durch das Leichenparadox gekennzeichnete Situation des radikalen und unwiederbringlichen Zerfalls von Intersubjektivität im Blick auf den sterbenden bzw. dann gestorbenen Anderen, die vielleicht eine der schwierigsten und komplexesten sozialen Situationen darstellt, denen sich der Mensch ausgesetzt sehen kann. Und es ist eine Situation, in der er sich möglicherweise am deutlichsten bewusst ist, dass es besonderer ‚Techniken' – Praktiken, Rituale und Symbole, also ‚Kultur' – bedarf, um sie zu bewältigen.

Daraus folgt: Da niemand von den an Sterbensprozessen Beteiligten den eigenen Tod erfahren hat, und eben deshalb auch niemand am Tod eines Anderen den Tod für sich selbst nachvollziehen kann, bleibt jegliches Sprechen über den Tod als Referenz (im Sinne des Endpunkts des Sterbens als Erfahrung des Gestorben-Seins) zwangsläufig einer eigentümlichen Leerstelle verhaftet (ebd.: 32). Damit ist die zweifache Grenze markiert, die mit dem von der lebensweltanalytischen Ethnographie geforderten, unmittelbaren sich Einlassen auf die Praxis und dem Versuch der – mittels typisierender Perspektivenübernahme – methodisch gesicherten Rekonstruktion der ‚Innensicht' des normalen Teilnehmers an dem Geschehen einhergeht. Denn in der – im Vergleich zu den alltäglichen Lebenswelten – spezifischen Teilwirklichkeit des Sterbens fällt der Sterbende irgendwann im Verlauf des Sterbensprozesses (aufgrund nicht mehr vorhandener Ansprechbarkeit) als Alter Ego aus dem Kommunikationszusammenhang seiner sozialen Mitwelt und damit auch als Auskunftgeber über diese besondere Wirklichkeit unhintergehbar und unumkehrbar aus.[4] Und spätestens dann besteht auch keine Möglichkeit mehr, die soziale Wirklichkeit aus den Perspektiven *aller* Beteiligten – also auch aus der des Sterbenden – zu rekonstruieren. Es bleiben nur noch die Perspektiven der (Weiter)Lebenden, deren gemeinsames Merkmal ja gerade darin besteht, das Sterben als Erfahrung im Sinne eines Gestorben-Seins nicht gemacht haben zu können. Das bedeutet in letzter Konsequenz zunächst die schlichte, aber folgenreiche Erkenntnis, dass erfahrungswissenschaftlich über ‚den Tod' selbst nichts ausgesagt werden kann, sondern bestenfalls über den *Prozess des Sterbens*, und zwar ab einem gewissen Zeitpunkt ausschließlich darüber, wie er seitens der beteiligten (Weiter)Lebenden wahrgenommen und organisiert wird.

Damit ist bereits angedeutet, dass ‚Sterben' in dieser erfahrungswissenschaftlichen Perspektive *nicht* – wie dem Alltagsdenken vertraut erscheint – nur jenes momenthafte Geschehen umfasst, in dem der körperliche Zustand eines Menschen von ‚lebendig' zu ‚tot' wechselt, sondern einen kulturell gerahmten und gesellschaftlich bestimmten, zeitlich gestreckten Prozess des Übergangs, der Transition bezeichnet.

2.2 *Sterben als sozialer Prozess – Sterben (und Tod) soziologisch gesehen*

Auch wenn die obige Beschreibung von Macho primär körperliche Anzeichen und Zeichen eines im engen Sinne physiologischen Sterbegeschehens anführt, gilt soziologisch gesehen Sterben *nicht* als ein durch biologisch-physiologische Vorgänge determiniertes Geschehen, sondern als ein genuin *sozialer Prozess*. Dabei wird anhand kulturell vorgegebener Begriffe, Kategorisierungen (‚concepts') und Kriterien – konkret: der je herrschenden Vorstellungen zu Leben und Tod, des jeweils als ‚wahr' geltenden Sterbe-/Todeswissens – sowie entlang der jeweiligen institutionellen Kontexte und interaktiven Bezüge ein als sterbend de-

4 Mit Ronald Hitzler (2012: 360) formuliert: Tote können, weil sie keine Lebewesen mehr sind, keine Lebenswelt haben, sondern können nur noch Teile der Lebenswelten von (weiter)lebenden Menschen sein.

finiertes Individuum ‚als sterbend' behandelt. Der Tod bzw. genauer: die (wie auch immer praktizierte) Feststellung des Todes markiert dabei jenen Punkt, von dem an dem Betreffenden die Mitgliedschaft in dieser Gemeinschaft als ‚lebender Akteur', festgemacht am Person-Status, endgültig entzogen ist, indem es nun ‚als gestorben' behandelt wird (Schneider 1999: 17 ff. und 57ff.; vgl. auch Lindemann 2002).

Wie in heutigen, modernen Gesellschaften mit ihren hoch technisierten Gesundheitssystemen und dem vorherrschenden medizinisch-naturwissenschaftlichen Sterbe-/Todeswissen im Umgang mit Sterbenden oder(?) Toten das konkrete Tun unsicher und die dem jeweiligen Tun zugrundeliegenden Deutungen ungewiss werden, lässt sich exemplarisch am Beispiel der anhaltenden Debatten um Hirntod-Definition und Organtransplantation zeigen.

2.2.1 Exkurs I: Wann ist jemand tot? Hirntote sind tot, auch wenn sie sich bewegen – Oder: Leichen bewegen sich nicht: der Hirntote als Sterbender

Das folgende Bild (Abb. 2; entnommen aus einer in den 1990ern verbreiteten Informationsbroschüre der ‚Deutschen Stiftung Organtransplantation') entstammt aus dem Umfeld der damaligen Debatte zur deutschen Transplantationsgesetzgebung, die – mittlerweile wieder auflebend (z.B. Manzei 2012) – schon damals auch um die Frage nach der Gültigkeit des Hirntod-Kriteriums für eine postmortale Organentnahme kreiste (vgl. Schneider 1999: 17 ff.; 2012).

Zu sehen ist eine ‚hirntote' Frau, die – der Bildbeschreibung gemäß – als Hirntote ‚tot' sei, auch wenn sie sich, wie auf der Bildfolge erkennbar, bewege. Denn, so die damals bis heute vertretene Position der Befürworter des Hirntod-Kriteriums, ein Tod des ganzen Gehirns sei genauso wenig überlebbar wie eine Enthauptung, auch wenn der Restkörper noch zu Bewegung und Reaktionen fähig sein sollte. Gegen diese Auffassung, den Hirntod als ‚eine Art innere Enthauptung' zu sehen und ihn damit als Todeskriterium für den Zeitpunkt einer Organentnahme zu werten, stand damals und steht bis heute die Position, Hirntote haben als Sterbende zu gelten. So wurde darauf hingewiesen, dass der Ausfall eines auch noch so wichtigen Organs allein nicht mit dem Tod des gesamten Organismus gleichgesetzt werden könne, ohne die Komplexität des menschlichen Körpers zu verkennen.[5]

5 Neuere neurowissenschaftliche Erkenntnisse sowie dokumentierte Fälle von ‚Chronic Brain Death' (Shewmon 1998) bis hin zu erfolgreichen Schwangerschaften von Hirntoten (vgl. Powner/Bernstein 2003; vgl. hierzu auch Schneider 2011) geben Anlass dafür, von dieser in den 1990ern vorgenommenen Gleichsetzung abzurücken (vgl. auch Müller 2010).

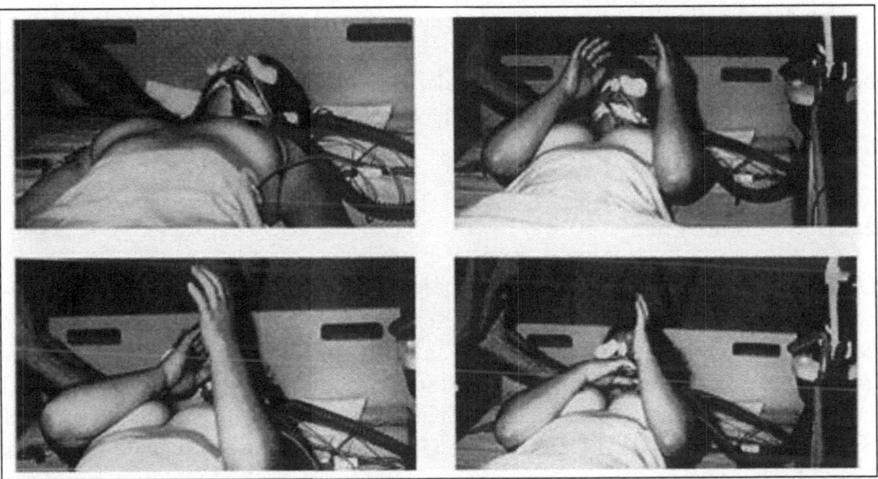

Abbildung 2: Das ‚Lazaruszeichen' – ‚enthemmte' Bewegung als Zeichen des Todes

„Die beobachteten Phänomene finden ihre Erklärung in einem Wegfall hemmender Einflüsse des Gehirns auf das Rückenmark im Hirntod. (...) Es spricht nicht gegen den Hirntod, sondern ist geradezu für diesen typisch, wenn die Muskeleigenreflexe normal oder sogar gesteigert auslösbar sind." (Quelle: Schlake/Roosen o.J.: 54)

Entscheidend für den hier verfolgten Zusammenhang ist: Entweder man sieht hier eine Leiche, eine Tote, deren ‚Tot-Sein' dadurch gekennzeichnet ist, dass sie sich zwar noch bewegt, aber infolge des irreversiblen Ausfalls sämtlicher Hirnfunktionen dieses kein Lebenszeichen, sondern geradezu ein Todeszeichen darstellt. Oder zu sehen ist ein noch lebender, aber unvermeidlich sterbender Mensch, der sich im irreversiblen Koma befindet und einen Punkt im Sterbeprozess erreicht hat, an dem nur noch dieses Sterben maschinell verzögert, aber nicht mehr aufgehalten werden kann.

Aus (wissens-)soziologischer Sicht gilt, dass das – so oder so – ‚(für) Wahrgenommene' (noch lebendig, aber unweigerlich sterbend oder schon tot, wenngleich lebendig erscheinend) nicht einfach gegebenen ‚physiologischen Fakten' geschuldet ist, sondern dieses je ‚(für) Wahrgenommene' gesellschaftlich definiert ist. Die ‚physiologischen Fakten' sind selbst als Effekt des gesellschaftlich dominierenden, medizinisch-naturwissenschaftlichen Wissens zu begreifen und mithin nichts anderes als Ergebnis diskursiver Prozesse der Definition und Durchsetzung von als ‚wahr' geltenden Wissens. Und je nach als gültig gesetztem, als 'wahr' definiertem Wissen werden die Beteiligten (Ärzte, Pflegende, Angehörige) den 'hirntoten' Menschen als schon tot oder noch lebend, aber unweigerlich sterbend behandeln – also z.B. hinsichtlich der Frage nach Organentnahme diese oder jene Handlungen für wünschenswert oder verwerflich halten, als nützlich akzeptieren oder als unannehmbar ablehnen.

2.2.2 Exkurs Ende

Der soziale Prozess des Sterbens, der der eigentlichen, im engeren Sinne verstandenen Sterbephase eines Menschen in der Regel lange voraus läuft – beginnend etwa bereits mit einer infausten Diagnose, ist soziologisch als ein umfassender *Ausgliederungsprozess* zu kennzeichnen. Er zielt im Kern auf eine grundlegende Um- und Neudefinition der gemeinsam geteilten Wirklichkeit durch alle am Sterbensverlauf Beteiligten, mit der sich die betreffende Gemeinschaft deutlich macht, dass eines ihrer Mitglieder sie unwiederbringlich verlassen wird, und die noch weiterlebenden Mitglieder den Übergang in eine neue Alltagswirklichkeit ohne diesen dann nicht mehr lebenden Anderen bewältigen müssen. Dabei ist die Reorganisation ihrer Alltagswirklichkeit ohne den dann nicht mehr lebenden Anderen so zu vollziehen, dass die (Weiter)Lebenden den Glauben an die Sinnhaftigkeit ihres eigenen Weiterlebens nicht verlieren.[6] Denn der Tod des Anderen als 'Grenzsituation par excellence' bedroht in der Erfahrung des radikalen Zerfalls von Intersubjektivität nicht nur unmittelbar die Kontinuität menschlicher Beziehungen, er stellt „mittelbar auch die Grundvorstellungen von Ordnung in Frage, auf denen die Gesellschaft beruht" (Berger 1973: 24; Berger/Luckmann 1987: 103) – und generiert nicht zuletzt dadurch auch die Möglichkeit sozialen Wandels.

Diesen Überlegungen zur gesellschaftlichen Relevanz von Sterben folgend, wäre ein 'gelungenes', *'gutes' Sterben* jenes, in welchem dieser Ausgliederungsprozess für den Sterbenden und vor allem für seine Angehörigen in der Grenzsituation am Lebensende so ausgestaltet ist, dass bei den (Weiter)Lebenden ihr Glaube an die Sinnhaftigkeit ihres Weiterlebens in ihren alltäglichen gesellschaftlichen Bezügen aufrechterhalten bzw. gar bestärkt wird. Das *'schlechte'* bzw. 'riskante' Sterben wäre soziologisch gesehen ein Sterben in Unsicherheit; also jenes Sterben, dem – insbesondere bei den beteiligten (Weiter-)Lebenden – Handlungssicherheiten und Deutungsgewissheiten sowohl im Umgang mit dem Sterben/Sterbenden als auch für ihren Übergang in ein sinnhaftes Weiterleben nach dem Tod des Anderen fehlen.

6 Zwar fungieren hier traditionell und bis heute vor allem Religionen als 'Glaubens-Garanten', dennoch können soziologisch gesehen prinzipiell jedwede 'symbolische Sinnwelten' (Berger/Luckmann 1987:102) diese Funktion übernehmen.

Palliative Care Erfahrene berichten, dass die Angst von Sterbenden häufig weniger in ihrem eigenen Sterben begründet ist, sondern diesem Aspekt geschuldet ist: Wie soll der Alltag für meine Angehörigen jetzt – in der momentanen Außeralltäglichkeit meiner lebensbedrohenden Krankheit, meines Sterbens – und über meinen Tod hinaus bewältigbar sein? Nicht zuletzt auch in dieser Sorge des Sterbenden um seine ihm wichtigen (Weiter-)Lebenden gründen die umfassenden Unterstützungs-, Betreuungs- und Begleitungsangebote, wie sie die Hospizarbeit bietet. Im Zentrum von Palliative Care steht also keineswegs ‚nur' der möglichst schmerzfreie Ablauf der letzten Tage oder Stunden, sondern die Ausgestaltung, die Organisation eines Sterbensprozesses, die jene umfassende Betreuungssicherheit erzeugt, die der Sterbende und seine Angehörigen in der je aktuellen Lebens- und Krankheitssituation benötigen. Darüber hinausgehend ist jedoch auch jene Deutungsgewissheit eines erfahrenen ‚guten' Sterbens bedeutsam, die die (Weiter-)Lebenden für ihr neu zu organisierendes alltägliches Leben nach der Erfahrung des Todes eines ihnen wichtigen Anderen brauchen.

So betrachtet hat jede Gesellschaft die Aufgabe zu bewältigen, *Handlungssicherheit* und *Deutungsgewissheit* darüber herzustellen, *wann menschliches Leben endet* und *wie mit dem Lebensende praktisch umzugehen ist*. Konkret: Wann gehört jemand aufgrund welcher Kriterien noch zu den Lebenden, gilt aber bereits als Sterbender, wann gehört er schließlich zu den Toten? Wer entscheidet aufgrund welcher Legitimation darüber und was folgt daraus für den gesellschaftlichen Umgang mit noch Lebenden, Sterbenden und Toten? Und: Welche Personen und welche Institutionen gestalten das jeweilige Sterben, welche Praktiken, Beziehungsmuster und Rituale sind dabei bestimmend?

Das *praktische ‚Wie'* des Ausgliederungs- und Übergangsprozesses ist dabei keineswegs vorab festgelegt oder gar aufgrund körperlicher Vorgänge im Sinne des physiologischen Krankheits- und Sterbensablaufs fixiert. Vielmehr hängen seine Weichenstellungen von der *‚sozialen Organisation des Sterbens'* (Sudnow 1967) ab – d.h. konkret von

- dem je vorherrschenden Sterbe-/Todeswissen im Sinne der jeweiligen symbolischen (Wissens-)Ordnung von Sterben und Tod,
- der raum-zeitlichen Situierung bzw. ‚Verörtlichung' des Sterbens (Maddrell/ Sidaway 2010),
- den entsprechenden, darauf bezogenen institutionellen Praktiken mit ihren jeweiligen Beziehungsmustern sowie
- ihren materialen Ausstattungen (vgl. Schneider 1999: 17 ff., 2010; vgl. bereits Sudnow 1967).

2.3 Zusammenfassung

Die bisherigen Ausführungen sollen deutlich machen, dass im Zentrum des hier skizzierten, sozialwissenschaftlich fundierten ethnographischen Blicks auf das Sterben keineswegs primär oder gar ausschließlich die individuelle Sterbenserfahrung des Sterbenden stehen kann, sondern vor allem auch die damit eng verbundene Erfahrung des Sterbens eines Anderen seitens der (Weiter-)Lebenden. Anders formuliert: Die *individualistische* Perspektive auf den Sterbenden, auf die jeweiligen Angehörigen mit ihren je eigenen Bedürfnissen und Wünschen, die z.B. die Praxis von Palliative Care orientiert, ist in der empirischen Forschung zu ersetzen durch eine *relationale* Perspektive, die ihren Fokus auf die je *interaktiv hergestellten, intersubjektiv geteilten Sterbewirklichkeiten* richtet. Denn entscheidend ist: Menschen sterben nicht einfach so, sondern werden von den sie umgebenden Menschen ‚sterben gemacht'. Dieses ‚*Sterben-Machen*' eines Menschen wird immer von der Gesellschaft, in der er lebt, bestimmt. Es vollzieht sich in den für die Beteiligten gegebenen sozialen Beziehungen, wird entlang der jeweiligen, situativen institutionellen Bezüge und materialen Bedingungen ausgestaltet und ist an den je vorherrschenden gesellschaftlichen Normen und Leitvorstellungen zu Sterben und Tod ausgerichtet.

In einem nächsten Schritt soll auf der Grundlage dieser einführenden Klärungen zum Begriff Sterben und zu dessen Empirie erörtert werden, ob und inwieweit das Lebensende überhaupt als Sonderwelt, als eigene, ethnographisch zu erfassende, zu beschreibende und zu analysierende (Teil-)Wirklichkeit verstanden werden kann. Wer – welches Subjekt – ist hier der normale(?) Teilnehmer? Welche Normalität des Sterbens (für wen) ist hier rekonstruierbar? Und was kann dabei zur methodisch kontrollierten Analyse bzw. Interpretation verfügbar gemacht werden?

3 Lebensweltanalytische Ethnographie und dispositivanalytische Erweiterung – Theoretisch-konzeptionelle Grundlagen

Zur Klärung dieser Fragen werden in den folgenden Abschnitten die begrifflich-konzeptionellen Grundlagen der lebensweltanalytischen Ethnographie ausgewiesen und in ihrer Anwendung auf das Feld Sterben (und Tod) adaptiert. Im Anschluss wird die mögliche Verbindung und Erweiterung dieses Ansatzes mit der – im Zuge der Etablierung diskursanalytischer Verfahren sich konturierenden – Dispositivanalyse in den hierfür relevanten theoretischen Fundamenten und Konzepten ausgewiesen.

3.1 Zur Rekonstruktion der gesellschaftlichen Konstruktion von Sterben: Sterbe(ns)welten

In der modernen Gesellschaft wird – mit der ‚Geburt der Klinik' und der wissenschaftlich-rationalen Formierung des ‚ärztlichen Blicks' (Foucault 1991) – der Krankheitsverlauf und Sterbensprozess von schwerstkranken Patienten in der Regel von medizinischen Experten entlang ihres technisch-naturwissenschaftlichen Wissens organisiert. Dem zur Seite stehend zielt die – nicht zuletzt durch die Ausweitung und Etablierung von Hospizarbeit und Palliativmedizin – in den letzten Jahrzehnten beobachtbare Neu-Institutionalisierung des Sterbens darauf, ein als ‚gut', weil ‚würdevoll' definiertes Sterben zu ermöglichen, welches möglichst selbstbestimmt, d.h. den eigenen Bedürfnissen und Wünschen des Sterbenden folgend sowie vor allem schmerzfrei erfolgen soll (Schneider 2012).

Um solche Um- und Neu-Ordnungen der gesellschaftlichen Ordnung des Sterbens zu fassen, ist der empirische Blick auf die konkrete *Praxis der sozialen Organisation des Sterbegeschehens sowie das dabei zuhandene Wissen der Akteure* zu richten, nach deren jeweiligen Typisierungen und Relevanzen dieses Wissen ‚handlungs-wirksam' gemacht wird. Mit Hubert Knoblauch (in Anlehnung an Berger/Luckmann 1987) lässt sich die empirische Rekonstruktion der gesellschaftlichen Ordnung von Sterben (und Tod) entlang der Trias von *Subjekt/Subjektivität*, *Interaktion* und *Institution* als die drei „wesentlichen analytischen Momente der gesellschaftlichen Konstruktion" von Wirklichkeit – und damit auch von ‚Sterbe-Wirklichkeit(en)' – konzipieren (vgl. Abb. 3; Knoblauch 2010: 117 ff.).

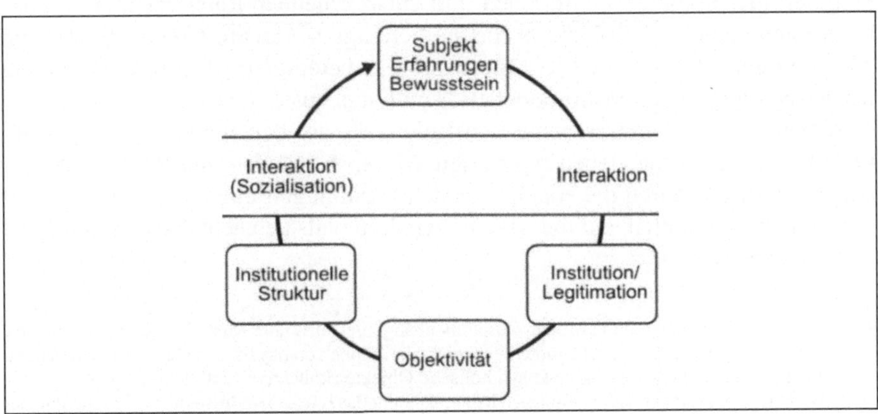

(Quelle: Knoblauch 2010: 122)

Abbildung 3: Die drei Momente der gesellschaftlichen Konstruktion

Zunächst ist für diese Trias eines der wichtigsten Grundaxiome einer verstehenden bzw. interpretativen Soziologie in Erinnerung zu rufen, das Herbert Blumer in seiner ‚methodologischen Standortbestimmung' des Symbolischen Interaktionismus einprägsam formuliert hat: Menschen handeln den ‚Dingen' der Welt gegenüber auf der Grundlage der Bedeutungen, die diese Dinge für sie besitzen (Blumer 1981: 81; vgl. einführend Helle 1992).[7] Die handlungsorientierenden Bedeutungen sind den ‚Objekten' dabei nicht ‚wesensmäßig' inhärent, sondern aus sozialen Interaktionen abgeleitet und werden in einem interpretativen Prozess von den Akteuren im alltäglichen Umgang, in der alltäglichen Auseinandersetzung mit diesen sie umgebenden Objekten erlernt, eingesetzt, bestätigt oder verändert, verworfen, durch neue ersetzt.

Da menschliches Handeln bzw. Interaktionen in der Regel aber bereits in vorstrukturierten und vordefinierten sozialen Kontexten eingestellt sind, der Mensch sich gleichsam in einer immer schon vorgedeuteten Welt bewegt und in seiner Alltagswelt nur selten völlig neuen, unbekannten und in jeder Hinsicht unbestimmten Situationen gegenübersteht, ist hier der Begriff der Institution in Anschlag zu bringen. Mit ‚Institution' werden Komplexe von aufeinander bezogenen Handlungsmustern bezeichnet, die Handeln in Bereichen mit gesellschaftlicher Relevanz auf Dauer strukturieren, normativ regeln und über entsprechende Sinn- und Wertbezüge legitimieren – z.B. in den Bereichen Wirtschaft, Recht, Politik, Gesundheit bzw. Krankheit etc., aber auch im Privaten (z.B. Familie, Sexualität) oder am Lebensbeginn (Geburt, Taufe etc.) und Lebensende (Todesfeststellung, Bestattung etc.). Institutionen sind somit – kurz gesagt – gesellschaftlich vorgefertigte ‚Situationsdefinitionen' mit entsprechenden Rahmungen als Handlungsanleitungen und Rollensets für die beteiligten Akteure (Berger/Luckmann 1987). In der Interaktion der am Sterbeprozess beteiligten Akteure wird entlang der jeweils gegebenen institutionellen Handlungsmuster (‚Struktur') und Legitimationen jene Sterbewirklichkeit konstruiert, die auf den subjektiven Erfahrungen und bereits vorhandenen typisierten Wissensbeständen und Relevanzen der Akteure aufbaut, durch die entsprechenden Handlungen ihre eigene Objektivität gewinnt und schließlich auf die Akteure wiederum als gemachte gesellschaftliche Erfahrung zurückwirkt.

7 ‚Dinge', ‚Objekte' meint in diesem Zusammenhang alles, was „der Mensch in seiner Welt wahrzunehmen vermag" (ebd.: 81): materiale Objekte im Sinne von physischen Gegenständen (Baum, Stuhl, Werkzeug etc.) ebenso wie symbolische Objekte (kollektive Leitbilder, Gesetze etc., die wiederum materiale Ausdrucksformen haben können: das Kreuz im Christentum, Gesetzesbücher etc.) oder Institutionen (‚die Familie' etc.) ebenso wie alltägliche Erlebnisse. Gemeint sind aber genauso andere Menschen mit ihren Wünschen, Einstellungen und Handlungen bzw. Kategorien anderer Menschen (Mutter, Vater, Verkäufer, Krankenschwester, Freunde oder Feinde usw.), die von Ego (Subjekt) als ‚Objekt' (Alter Ego) in der Regel typisiert wahrgenommen werden.

Setzt man für die weitere theoretisch-methodologische Fundierung der lebensweltanalytischen Ethnographie zunächst bei der Frage nach dem Subjekt, nach dessen (sozialisatorisch vermittelten, biographisch verarbeiteten) Erfahrungen, seinem Bewusstsein an, so ist, angelehnt an die vorangegangenen Abschnitte, noch einmal festzuhalten: Der Sterbensprozess eines Menschen ist aus der Sicht des direkt Betroffenen – des Sterbenden – nur solange methodisch-systematisch rekonstruierbar, wie interagiert und kommuniziert werden kann. Im Sterbensprozess selbst bleiben die (Weiter-)Lebenden (einschließlich des ethnographisch forschenden Sozialwissenschaftlers) in ihrer Definition der Situation, in ihrer sinnhaften Deutung dessen, was da geschieht, ‚irgendwann' im Verlauf zwangsläufig auf sich allein gestellt.

Über diese – dem Phänomen ‚Sterben/Tod' geschuldete – Problematik[8] hinaus ist jedoch für den Sozialforscher zusätzlich das grundlegende Verstehensproblem zu beachten. Das Problem des Verstehens des Anderen kennzeichnet jegliche Forschung, die nicht nur zu berichten versucht und dabei den Relevanzen des Berichtenden darüber, was *ihm* verständlich und berichtenswert erscheint, folgt, sondern deren erklärtes Ziel das annäherungsweise Verstehen des Geschehens *aus der Sicht der Beteiligten* ist.

Denn grundsätzlich gilt: Alter Ego kann von Ego nur vermittelt (‚signitiv') über Zeichen und Anzeichen näherungsweise verstanden werden. Jeglicher Verstehensakt „besteht daher stets in einer Selbstauslegung des Deutenden auf der Basis seines biographischen Wissensvorrats und ausgerichtet an seinem situativen Relevanzsystem" (Hitzler/Eberle 2000: 113). Solche Auslegungen im deutenden Verstehen des Anderen bleiben somit im ‚Hier, Jetzt und So' unvermeidlich ‚*relativ*', indem die daraus resultierenden Sinndeutungen entsprechend variieren können: je nach Zeitpunkt, zu dem sie erfolgen, ihrer räumlich-örtlichen Situiertheit, dem momentanen, situativen Interesse an der Auslegung sowie dem biographisch aufgehäuften, durch jeweilige Typisierungs- und Relevanzstrukturen geprägten Wissen (ebd.: 112). Im Sterbensprozess bzw. bei dessen systematisch-methodischer Rekonstruktion fehlt spätestens nach dem erfolgten Kommunikations- und Interaktionsabbruch seitens des Sterbenden, wann immer dieser einsetzt, für die Weiterlebenden, für den Forscher jene zeichen- und anzeichenhaft vermittelte *Selbst*auslegung des Sterbenden, die das näherungsweise

8 Diese Problematik betrifft im Kontext der lebensweltanalytischen Ethnographie in letzter Konsequenz all jene Forschungsfelder, in denen als Gegenüber des Forschers nicht (mehr) der ‚normale, erwachsene, hellwache' Mensch in *seiner* alltäglichen Lebenswelt als konkreter Anderer gesetzt werden kann. Dies gilt z.B. bei der ethnographischen Erforschung von Wachkoma oder Demenz, wo davon auszugehen ist, dass „die je *aktuelle Situation* eines *nicht* normalen, *nicht* hellwachen und/oder *nicht* erwachsenen Menschen eine (…) eben nicht-*alltägliche* ist." [Herv.i.O.] (Hitzler 2012: 360; vgl. Honer 2011).

Fremdverstehen erleichtert. Hinzu kommt, dass der biographiespezifische Wissensvorrat der Beteiligten – z.B. von medizinischen Professionellen, aber auch von Ehrenamtlichen oder Angehörigen, Verwandten, Freunden etc. – prinzipiell (und entsprechend ‚gewusst') nicht zu einer wie auch immer gearteten, eigenen (körperlich-leiblichen) Erfahrung eines eigenen Sterbens mit dem Endpunkt des eigenen Gestorben-seins in Bezug gesetzt werden kann.[9]

Vor diesem Hintergrund kann zur Konkretisierung der von Knoblauch vorgeschlagenen Trias das Konzept der *‚kleinen (sozialen) Lebenswelten'*, wie es prominent von Anne Honer und Ronald Hitzler in Anlehnung an Alfred Schütz und Benita Luckmann entwickelt wurde, mit dem Begriff der *‚Sterbewelten'* adaptiert werden, um Sterbensprozesse im Sinne der interaktiven Herstellung je besonderer Sterbe-Wirklichkeiten analytisch-methodologisch greifen zu können.

> „Eine kleine soziale Lebens-Welt (…) meint ein in sich strukturiertes *Fragment* der Lebenswelt, innerhalb dessen Erfahrungen in Relation zu einem speziellen, verbindlich bereitgestellten intersubjektiven Wissensvorrat statthaben. Eine kleine soziale Lebens-Welt ist das Korrelat des subjektiven Erlebens der Wirklichkeit in einer Teil- bzw. Teilzeitkultur. ‚Klein' ist eine solche Lebens-Welt aber nicht deshalb, weil sie grundsätzlich nur kleine Räume beträfe oder nur aus wenigen Mitgliedern bestünde. (…) ‚Klein' nennen wir eine kleine soziale Lebens-Welt deshalb, weil in ihr die Komplexität möglicher Relevanzen reduziert ist auf ein *bestimmtes* Relevanzsystem. ‚Sozial' nennen wir eine kleine soziale Lebens-Welt deshalb, weil dieses Relevanzsystem intersubjektiv verbindlich ist für gelingende Partizipationen." [Herv.i.O.] (Honer 2011: 23 f.)

Bezeichnet man mit Honer und Hitzler mit kleiner sozialer Lebenswelt gleichsam die je subjektive Seite der Situation, die je typische Innensicht des Handelnden auf die situative Interaktion bzw. die je gegebene institutionalisierte (Um-)Welt, kann in enger Anlehnung daran im Kontext von Sterben von ‚Sterbewelten' bzw. besser: *‚Sterbenswelten'*[10] gesprochen werden. Gemeint sind damit besondere Welten, genauer: institutionell sich formierende bzw. formierte Sonderwelten, in die – in der Regel – einerseits Sterbende und Angehörige, also Laien, als für sie *außeralltägliche* Sinnbezirke und Handlungsfelder entlang je spezifischer Zugangsregeln und -rituale eintreten. Andererseits sind diese Welten in ihrer *Alltäglichkeit*

9 Ein gewusstes ‚Nicht-Verhältnis' von Wissen und (fehlender) eigener körperlich-leiblicher Erfahrung findet sich selbstverständlich auch in anderen sozialen Kontexten (z.B. im Geschlechterkontext die körperlich-leibliche Erfahrung des Gebärens, die Frauen potentiell offen steht, Männern aber generell verschlossen bleibt). Allerdings ist unserem modernen Denken gemäß dem Sterben als einzigem Phänomen zu eigen, dass jeder es am Ende seines Lebens erleben resp. erfahren wird, aber niemand anderen davon wird berichten können. Das Erfahren des eigenen Sterbens bzw. Todes entzieht sich für uns per definitionem seiner kommunikativen Vermittlung. (Die Thematik von sogenannten ‚Nahtoderlebnissen' wird hier nicht weiter erörtert; vgl. z.B. Knoblauch/Soeffner 1999.)

10 Mit diesem Begriff folge ich einem von Ronald Hitzler in gemeinsame Diskussionen eingebrachten Vorschlag.

vor allem von (nicht nur medizinischen) Professionellen, von haupt- und ehrenamtlichen Sterbe-Arbeitern bevölkert und werden von ihnen nach *je eigenen Typisierungs- und Relevanzstrukturen* ausgestaltet. In den verschiedenen Sterbenswelten wird die Komplexität möglicher Relevanzen reduziert auf *ein bestimmtes Relevanzsystem* gemäß dem je institutionalisierten Versorgungs-, Behandlungs-, Betreuungssetting und den je geltenden konkreten praktischen Maßgaben gemäß den allgemeinen Leitmotiven z.B. des ‚guten Sterbens'. Zu nennen sind z.B. das Sterben in der Klinik (z.B. auf der Intensivstation), auf der Palliativstation, im stationären Hospiz oder im Alten-/Pflegeheim oder das wie auch immer betreute, begleitete Sterben zuhause mit Hausarzt, Pflegedienst, Ehrenamtlichen eines ambulanten Hospizdienstes oder unter Einbeziehung eines Palliative Care Teams der Spezialisierten Ambulanten Palliativversorgung (SAPV). Zugangsrituale sind z.B. das Vermitteln einer infausten Diagnose durch einen Facharzt, das Ausstellen einer SAPV-Verordnung seitens der entlassenden Klinik oder des Hausarztes oder das Ausfüllen einer Patientenverfügung bei Eintritt in ein stationäres Hospiz. Je unterscheidbare Relevanzstrukturen finden sich z.B. in der Bedeutung des Körpers des Sterbenden in der Palliativmedizin und Hospizarbeit, im Stellenwert von ehrenamtlicher Arbeit, in der Rolle von Angehörigen u.a.m.

Insgesamt ist davon auszugehen, dass sich in den verschiedenen Sterbenswelten unterscheidbare Wissensformen, Legitimationsmuster, soziale Rollen und Identitäten sowie differente Praktiken mit ihren jeweiligen Vorgaben und Kriterien für *‚gelingende' Partizipationen* für Sterbende, Betreuer, Begleiter, betroffene Angehörigen usw. ausbilden. Solche Kriterien und normativen Vorgaben deuten sich bereits im oberflächlichen Blick auf die verschiedenen institutionellen Settings des ‚Sterben-Machens' an. So mag bspw. in der Klinik die implizit oder explizit zum Ausdruck gebrachte Botschaft an den Schwerstkranken lauten, sich weiteren medizinischen Interventionen nicht zu verweigern. Dagegen steht im stationären Hospiz die Vorgabe, sich bereits mit der Unweigerlichkeit des eigenen Sterbens beschäftigt und diese akzeptiert zu haben.

Zusammengefasst: Im Sinne der *Rekonstruktion der gesellschaftlichen Konstruktion von Sterben* ermöglicht es die lebensweltanalytische Ethnographie, verschiedene soziale Organisationsformen von Sterbensprozessen entlang der jeweiligen ‚lokalen Kulturen des Sterbens' (Janssens/Quartier 2000) *als konkret beschreibbare Sterbenswelten aus der Perspektive der Akteure, der handelnden und interagierenden Subjekte zu erforschen.* Dieser empirische Zugriff erscheint in der heutigen Gesellschaft umso wichtiger, als das Sterben als letztes Lebensprojekt des individualisierten Individuums in unterschiedlichen Formen institutionalisiert wird und mit den unterschiedlichen lokalen Sterbenswelten – so die Annahme – verschiedene Praktiken und Erfahrungen des ‚guten Sterbens' als interaktiv hergestellte, intersubjektiv konstruierte ‚Sterbe-Wirklichkeiten' korrespondieren. Erst eine solche theoretisch-methodologische Orientierung ermöglicht es, den analytischen Fokus nicht auf die individuelle Sterbenserfahrung des Sterbenden zu richten (wie im Feld üblich und von den normativen Diskursen des ‚guten Sterbens' eingefordert), sondern auf die intersubjektiv hergestellten Wirklichkeiten des Kollektivs der mit dem Sterbeprozess Konfrontierten und an dessen Ausgestaltung beteiligten Akteure.

3.2 Grenzen der lebensweltanalytischen Ethnographie bei der Rekonstruktion von Sterbenswelten

Zu fragen ist jedoch, inwieweit diese an den handelnden, interagierenden Subjekten und ihren Selbstauslegungen, Sinnsetzungen und Deutungen ansetzende Perspektive methodisch-analytisch hinreicht, und zwar vor allem dann, wenn – wie im empirischen Feld ‚Sterben/Tod' – die *institutionelle Dimension des Wissens*, seine machtvolle, weil handlungswirkmächtige *Durchsetzung als ‚wahres Wissen'* mit den jeweiligen praktischen Folgen für alle Beteiligten in den Vordergrund rückt. Denn nicht zuletzt aufgrund der angeführten prinzipiellen Unerfahrbarkeit des eigenen Gestorben-Seins als Endpunkt des Sterbensprozesses und des damit einhergehenden Kommunikationsproblems sind letztlich jegliche Sinndeutungen im konkreten Ablauf des Sterbens nicht nur ‚relativ', sondern gleichsam in einem erweiterten, radikalen Sinn *‚relational'* (Mannheim 1952). Das heißt: Sie sind in ihrer *‚Seinsgebundenheit'* immer schon durch die je vorherrschende, diskursiv prozessierte institutionelle Wissensordnung des Sterbens mit ihren jeweiligen Legitimationsmustern des ‚wahren' Sterbe-/Todeswissens ‚vorbestimmt'. Denn:

> „Ein Mensch erlebt, was er wahrnimmt – und was er wahrzunehmen meint bzw. glaubt. *Und* er erlebt, was er sich vorstellt. Das ist so banal, dass wir zumeist gar nicht darauf achten, dass wir *stets* etwas erleben. Wenn wir uns unserem Erleben zuwenden, machen wir Erfahrungen. Wenn wir den Eindruck haben, *dass* wir etwas erleben, dann erleben wir in der Regel etwas vom normalen Erleben Unterschiedenes. Das vom normalen Erleben unterschiedene Erleben wird uns zum Erlebnis. Sinnhaft abgrenzbare Zusammenhänge von Erlebnissen wiederum bilden vom alltäglichen Erleben unterschiedene, besondere bzw. genauer: besonderte *Erlebniswelten*." (Hitzler 2012: 359)

Was ein Mensch ‚wahrzunehmen' meint bzw. glaubt – genauer: was er *‚für-wahrnimmt'* – und wie er aus (welchen?) Erlebnissen Erfahrungen macht, sie ggf. sinnhaft abgrenzend zu besonderten Erlebniswelten formt, ist – obiger Trias folgend – nicht unabhängig vom institutionellen Setting, in dem erlebt und erfahren wird. Insofern ist bei der ethnographisch ansetzenden Rekonstruktion der sozialen Organisation des Sterbens in verschiedenen Sterbenswelten mit ihren je typischen

Handlungs- und Interaktionsmustern der Beteiligten umso aufmerksamer das institutionelle Setting zu beachten: die *institutionell-organisatorische Formierung der Praxis* und ihrer Akteure *als Subjekte* sowie das dahinter stehende, je geltende und objektivierte Sterbe-/Todeswissen *als Legitimation des jeweiligen ‚Sterben-Machens'*. Damit ist die Forderung nach einer Flankierung und analytischen Weiterung der systematisch auf die interagierenden Subjekte mit ihren Typisierungen und Relevanzstrukturen ausgerichteten lebensweltanalytischen Ethnographie hin zu einer Perspektive angedeutet, die gleichsam vorgängige diskursive Prozesse der Wissensproduktion und ‚Wahr-Setzung' von Wissen in den Blick nimmt und mit der ethnographisch beobachtbaren und beschreibbaren Praxis der interagierenden Subjekte analytisch in Bezug setzt.

Die Forderung nach einer solchen Flankierung und Weiterung lässt sich anhand eines kurzen Blicks auf die Problematik ethnographischer Forschung zum Wachkoma plausibilisieren.

3.2.1 Exkurs II: Ist da Jemand? Die Frage nach dem Subjekt am Beispiel ‚Wachkoma'

Gleichsam in Fortführung des oben verdeutlichten Arguments, dass die Trennlinie zwischen ‚sterbend, aber noch lebendig, oder schon tot' soziologisch als handlungspraktisch folgenreicher Effekt der diskursiv prozessierten Durchsetzung von als wahr gesetztem Wissen zu sehen ist, gelten Wachkoma-Patienten zwar bislang nicht als ‚tot'. Dennoch erscheint durchaus strittig, zu welchem Erleben, Wahrnehmen Menschen in diesem – im Englischen als ‚persistent vegetative state' bezeichneten – ‚bewusstlosen' Zustand überhaupt noch fähig sind und wie mit ihnen folglich angemessen zu verfahren sei. So gesehen hängt für Wachkoma-Patienten die Behandlung, die sie erfahren, davon ab, welche Bedeutung diesem Zustand insbesondere hinsichtlich des damit anzunehmenden Subjekt-Status des Betroffenen beigemessen und – damit eng verbunden – welche Situationsdefinition sich hierzu durchsetzen wird. Die Existenzweise von Menschen im Wachkoma wird also dadurch bestimmt, welches Wachkoma-Wissen hinsichtlich der Erlebens-, Wahrnehmungs- und Leidensfähigkeit von Wachkoma-Patienten vorhanden und als ‚wahres Wissen' Geltung erlangt hat.[11]

---

11 Exemplarisch sei hier auf die in den 1990ern formulierte Argumentation des Rechtswissenschaftlers und Philosophen Norbert Hoerster verwiesen. Darin zeigt sich, wie solche Begriffe wie ‚Bewusstsein' als kulturelle Kategorien jeglicher (Um-)Deutungsanstrengung offen stehen, solange sie auf vermeintlich sicherem, weil als wahr geltendem professionellen Wissen stehen und anhand einer symbolischen Praxis von ‚Testverfahren' den Mantel von Deutungsgewissheit überstreifen können. Hoerster geht prinzipiell von einem Begriff des Lebensinteresses von Menschen aus und folgert: wo kein Bewusstsein, dort auch keine Interessen. „Sollte es eines

Auf der Basis seiner ethnographisch angelegten Analyse zum Wachkoma erörtert Hitzler (2011; 2012), inwieweit jemand im Zustand Wachkoma ‚ein Jemand' ist – mithin also nicht nur als Individuum im Sinne eines ‚Dingmenschen' präsent ist, sondern als Subjekt, Akteur, als Person fungieren kann. Genauer formuliert: Wie kann der „im augenscheinlich anderen Bewusstseinszustand des Wachkomas befindliche Mensch in der alltäglichen Lebenswelt des nicht im Wachkoma befindlichen Menschen (...) intersubjektiv erkennbar erlebt werden" (Hitzler 2012: 360)? Aus seiner Sicht ist hierfür unabdingbar, sich in der Situationsdefinition nicht dem ersten Eindruck von Unansprechbarkeit, Teilnahmslosigkeit, Leblosigkeit des Gegenübers hinzugeben. Vielmehr gilt es, sich in entsprechender ethnographischer Aufmerksamkeit für kleine Wahrnehmungen zu öffnen wie z.B. Veränderungen der Atmung des Gegenübers, kleine Zuckungen im Augenbereich oder an den Händen, in denen die Subjektivität des komatösen Anderen zum Ausdruck kommen kann (Hitzler 2011: 71 ff.).

Die folgende kurze Gegenüberstellung soll zeigen, wie grundlegend sich (derzeit) die jeweiligen Rahmungen bzw. Situationsdefinitionen – Wachkoma hier, Sterben dort – unterscheiden und die Wahrnehmung von Ego, als Betreuender, als miterlebender Sozialforscher, in der Interaktionssituation mit Alter Ego, mit dem Wachkoma-Patienten hier, dem Sterbenden dort, gleichsam ‚vorspuren'. Ausgangspunkt ist die Unmöglichkeit, im strengen Sinne wissen zu können, was ein Mensch im Wachkoma erlebt (ähnlich wie beim Sterbenden ab einem gewissen Zeitpunkt im Sterbeprozess), und die daraus resultierenden Folgen für die Wahrnehmung, die ‚Konstitution des Anderen' – als Komatöser oder als Sterbender.

1. Beim Sterben ist gewusst, dass noch – bis zur Todesfeststellung – jemand ist, aber bald nicht mehr sein wird, wobei vor allem ungewiss ist, wann welcher Ausgliederungsschritt seitens des Sterbenden erfolgt und welche Subjektivität, welches ‚Bewusstsein' damit verbunden sein wird. Gerade die so antizipierte ‚sich einschließende Degression' von Alter Ego (dem Sterbenden) im ‚Hinüber Gehen' als gültig gesetzte Rahmung, sobald von Sterben die Rede ist, erscheint für Ego (z.B. dem Betreuenden) – weil als Transition gedacht – einfacher symbolisch bearbeitbar bzw. deutbar als beim Wachkoma. Denn dort ist gleichsam nur gesetzt, dass es sich – gemäß des derzeit vorherrschenden Sterbe-/Todeswissen – (noch) um einen Nicht-Sterbenden

Tages (...) möglich sein, etwa für eine bestimmte Unterkategorie von Patienten mit apallischem Syndrom (‚Wachkoma-Patienten') ein Kriterium anzugeben, das einwandfrei getestet werden kann und einen irreversiblen Verlust des Bewußtseins mit Sicherheit zur Folge hat, so sehe ich keine Bedenken dagegen, daß auch diese Menschen als ‚tot' bezeichnet werden." (Hoerster 1997: 46; vgl. auch Hoerster 1998: 100 ff.).

bzw. Nicht-Gestorbenen handelt. Jegliche als allgemein gültig gesetzte Rahmung bezüglich Subjektivität (und sei es nur die transitorische ‚degressive Subjektivität' des Sterbenden) im Sinne eines ‚irgendwie' vorzustellenden Bewusstseinszustandes fehlt.[12]

2. Beim Sterben ist gesetzt, dass es sich dabei um eine soziale Situation handelt, die dadurch gekennzeichnet ist, dass der Sterbende als Akteur aus dieser herausfallen wird. Die zeitliche Erstreckung im Sinne dieser Finalisierung ermöglicht es prinzipiell, von Anfang an eine klare Situationsdefinition zu verfolgen: Weil es um Sterben geht, kann uneingeschränkt die Auflösung der sozialen Situation antizipiert und das Handeln daran orientiert werden. (Jedenfalls spätestens dann, wenn alle Beteiligten die Unweigerlichkeit des Sterbegeschehens akzeptiert haben.) Ganz anders in der Situation Wachkoma: Dort fehlt die Gewissheit der Finalisierung – prinzipiell denkbar ist ein mögliches Sterben aufgrund von irgendwelchen Komplikationen im Pflege-/Behandlungsprozess, aber ebenso kann ein unverändertes Verbleiben im Wachkoma oder gar eine mögliche Verbesserung des Zustands angenommen werden. Deshalb besteht die permanente Aufgabe von Ego darin, in der Interaktion mit dem Wachkoma-Patienten zu prüfen, wie Auskunft über eine mögliche ‚Wechselseitigkeit' (Goffman) der Deutungen im Sinne eines angezeigten Alter Ego erhalten werden kann, um Deutungsgewissheit zum vorliegenden ‚Bewusstseins-Zustand' des Patienten zu erlangen und damit Handlungssicherheit zu erzeugen bzw. zu gewährleisten.
3. Die extremste Form der Exklusion ist – Hitzler folgend (ebd.: 73) – der Verlust des Körperbewusstseins. Kommunikation ist ohne Körperbewusstsein nicht möglich, und dennoch kann der Sterbende ebenso wie der Komatöse gedeutet werden, wobei – so Hitzler unter Verweis auf Michael Tomasselo (ebd.: 76 ff.) – zwischen Kommunikationssignalen und Kommunikationsdisplay zu unterscheiden ist. Der Körper des komatösen oder sterbenden Alter Ego kann, nach dem Verlust des Körperbewusstseins, als Kommunikationsdisplay, als Anzeichenfeld verstanden werden, welches von Ego genutzt wird bzw. beliebig nutzbar ist. Der (noch lebendige) Leib fungiert gleichsam als Anzeichenfeld für das nicht (mehr eindeutig) erkennbare Körperliche.
4. Für Wachkoma ist dabei die Unverlässlichkeit der situativen Ausdrucksformen kennzeichnend. Deshalb erfolgt die permanente Suche nach dem

12 Dort, wo eine solche Rahmung von ‚degressiver Subjektivität' Menschen im Zustand ‚Wachkoma' zugeschrieben wird (z.B. als unterschiedliche Grade an ‚Restbewusstein', vgl. Hitzler 2011: 77 f.), ist gerade deshalb explizit oder implizit die Diskussion um Sterben/Sterbehilfe adressiert: Die Zuschreibung macht sie potentiell zu ‚Akut-Sterbenden' bzw. aus dieser Perspektive zu potentiellen Adressaten einer dann wie auch immer legitimierten Sterbehilfe.

Code, der vermittels solcher Anzeichen auf Subjektivität verweist bzw. einen Schluss darauf zulässt – z.B. eben jene Veränderungen der Atmung des Gegenübers bei Ansprache durch Ego, kleine Zuckungen im Augenbereich oder an den Händen etc. Für Sterben ist hingegen die Verlässlichkeit des anstehenden Verlusts der Ausdrucksformen kennzeichnend, so dass jede uneindeutige Ausdrucksform bereits als ‚Fortschritt' hin zum Verlust von Subjektivität gedeutet werden kann.

Hitzler folgert aus dem epistemologisch uneindeutigen Status von solchen kleinen Wahrnehmungen: Manchmal scheinen Wachkoma-Patienten nicht mit uns kommunizieren zu können; manchmal scheinen sie es aber offenbar doch zu vermögen.

> „Wenn es aber manchmal so und manchmal anders ist, dann kommunizieren sie meines Erachtens in den Situationen zwar immer noch nicht, in denen sie eben nicht kommunizieren, aber dann ist die Feststellung, dass sie nicht kommunizieren, wenn sie in einer Situation nicht kommunizieren, interpretierbar in Relation zu den Situationen, in denen sie sehr wohl kommunizieren – auch wenn es nur gelegentlich (...) geschieht –, dann transzendieren sie damit unzweifelhaft grundsätzlich das Leib-Sein des Vegetativen, denn dann appräsentieren sie – mittels ihrer Körper – Erfahrungen (...), und dann erfahren (auch) wir sie im Mit-Sein als Da-Sein." (Hitzler 2011: 80)

Dieses wahrgenommene Appräsentieren von Erfahrung im Wachkoma, welches von Ego im Mit-Sein als Da-Sein des Anderen erfahren werden kann, lässt sich auch im Sterbegeschehen – wenngleich unter der angedeuteten differenten Rahmung – als ein noch(!) Da-Sein des noch nicht Gestorbenen erfahren. Infolge dieser anderen Rahmung und grundlegend differenten Situationsdefinition des Sterbens werden die Veränderungen dieser Appräsentationen im zeitlichen Verlauf jedoch typischerweise anders gedeutet als beim Wachkoma. Insofern bestimmt – pointiert formuliert – hier die jeweils als gültig gesetzte Situationsdefinition mit ihren Rahmungen die Deutung des Erlebten im Sinne von Erfahrung – und nicht umgekehrt.

3.2.2 Exkurs Ende

Für eine lebensweltanalytisch-ethnographisch ausgerichtete Forschungsperspektive folgt daraus: An den Grenzbereichen menschlichen Lebens, dort, wo Erleben, Erlebnisse, Handlungen und Erfahrungen prekär werden, weil nicht mehr davon ausgegangen werden kann, ‚ohne weiteres' zu wissen, wer oder was da ‚handelt', wer oder was da ist, also nicht mehr unbefragt ein alltäglicher Normalitätsypus von Subjekt und Handlung/Handeln unterstellt werden kann, wird ein *theorieflexibles und methodenplurales Vorgehen* notwendig. Dieses Vorgehen muss die Frage nach Subjektivität, Handeln, Interaktion, Situationsdefinition/-rahmung und deren institutionelle Formierung in einen *analytischen* Zusammenhang bringen. Denn allgemeiner formuliert gilt: Je prekärer die alltagsweltliche Fundierung von Handlungssicherheit und Deutungsgewissheit in der Erfahrung der an einem Geschehen Beteiligten erscheint, umso größere Bedeutung erlangen für die jeweiligen Sinnwelten die *‚sekundären Objektivationen‘*, mit denen ‚primäre Objektivationen‘, „die bereits institutionalisiert sind, objektiv zugänglich und subjektiv ersichtlich“ gemacht werden (Berger/Luckmann 1987: 99). Solchen Legitimationen bzw. den Prozessen der Legitimierung, die institutionelle Ordnungen ‚erklären‘ und ‚rechtfertigen‘, indem sie dem objektivierten Sinn kognitive Gültigkeit und den ursprünglich pragmatischen Imperativen des ehemals einfachen Tuns nun die „Würde des Normativen“ verleihen (ebd.: 100), basieren auf *Wissensprozessen*, in denen spezifisches Wissen verallgemeinert als gültig, als ‚wahr‘ gesetzt wird.

Übertragen auf den Kontext von Sterben und *diskursanalytisch* gewendet bedeutet dies: Eine lebensweltanalytische Ethnographie zu den empirisch vorfindbaren Sterbenswelten kann nicht gleichsam in einem naiven Empirismus ins Feld gehen und darauf vertrauen, die ‚Eingeborenen‘ jener fremden Welten würden dem Sozialforscher durch sein ‚Mittun‘ ihre je eigenen Welten in ihrem Sagen und Tun ‚einfach so‘ erschließen. Vielmehr muss die Empirie die *Wissenspolitiken* zu dem jeweils als ‚wahr‘ geltenden bzw. gelten wollenden (Sterbe-/Todes-)Wissen berücksichtigen, die den Handelnden ‚erklären‘ (sollen), was in diesen Sterbenswelten ist wie es ist, und warum es genau so sein soll, wie es ist, und nicht anders sein darf (oder, je nach Kontext, ggf. eben auch ganz anders werden muss).

Das Fundament hierfür bildet Michel Foucaults (1973) Diskursbegriff, der unter *Diskurs* bzw. *diskursive Praxis* eine überindividuelle, regelhafte Praxis der Wissens(re)produktion in sozialen Feldern versteht, die sich in einem relativ stabilen, kohärenten Aussagenkorpus niederschlägt. Die knappe Definition Jürgen Links, der von Diskurs als eine aus Aussagen bestehende, „geregelte und institutionell verfestigte Redeweise“ spricht (Link 1983: 60), verdeutlicht dieses Diskursverständnis eindrücklich. Diskurse schaffen, verändern oder stabilisieren demnach symbolische Ordnungen im historischen Verlauf und prozessieren dadurch „einen verbindlichen Sinnzusammenhang, eine Wissensordnung in sozialen Kollektiven“ (Keller 2008: 12). Gleichzeitig produzieren Diskurse in ihren jeweiligen Formationen stets ein ‚Innen‘ und ‚Außen‘: als wahr geltendes versus als falsch geltendes Wissen; Positionen für legitime ‚Wahrsprecher‘ versus solchen Sprecherpositionen, die als nicht legitim erachtet werden; damit jeweils korrespondierende Rede- und Schweigegebote bzw. -verbote etc. Kurzum: Mit ihren je herrschenden Wissensordnungen ziehen und markieren Diskurse die Grenzen dessen, was in einem gegebenen Feld an Denkbarem, Sagbarem und Sichtbarem verfügbar sowie was davon – im normativen Sinne – als Handlungsorientierungen vorgegeben ist (Schneider/Hirseland 2005). Und als institutionalisierte Aussageformen, die als machtvolle Herstellungs- und Durchsetzungspraxis von als wahr geltendem Wissen fungieren, sind sie immer an gesellschaftliche Machtrelationen gekoppelt.

Erst in der *analytischen In-Bezug-Setzung* von je herrschender bzw. als ‚wahr' gesetzter Wissensordnung und beobachtbarer, abfragbarer Praxis kann dann *empirisch* jeweils beantwortet werden, in welchem Verhältnis vorherrschendes Wissen und beobachtbare Praxis der Akteure inkl. deren Selbstdeutungen stehen. Denn was die an dem Sterbegeschehen Beteiligten in ihren Sterbenswelten als Sterben, als Tod ‚für-wahr-nehmen' und durch ihr Handeln als ‚Wahrheit' des Sterbens, des Todes ‚wirkmächtig' werden lassen, gründet folglich nicht in der scheinbaren Faktizität des bio-physisch Geschehenden, wie etwa dem sterbenden, durch Krankheit verfallenden Körper, der schwächer werdenden Atmung, dem zu Schlagen aufhörenden Herz oder dem ‚entseelten' Leichnam. Sondern es basiert zunächst und vor allem auf den je institutionell vorgegebenen Situationsdefinitionen und Rahmungen. Konkret: Entsprechende diskursive Prozesse produzieren, formen entlang der darin gesetzten Begriffe, Kategorisierungen (‚concepts') und Kriterien von lebendig und tot, von gutem oder schlechtem Sterben ihre ‚Objektivationen', ihre ‚Gegenstände' – den würdevoll Sterbenden, den friedlich eingeschlafenen Toten usw., indem sie entlang ‚machtvoller Regeln' über sie sprechen. Und dabei bestimmen die jeweils herrschenden (Aussage-)Regeln, über was (Medizin, Recht, Bioethik, Religion etc.) in welchem Diskurs wie gesprochen, was als wahr anerkannt und als falsch verworfen wird (Foucault 1978, Schneider 1999: 79 ff.). Aus einer wissenssoziologisch-diskursanalytischen Perspektive stehen hinter den Sterbenswelten also jene Diskursivierungen von Sterben und Tod, des guten und schlechten Sterbens, steht jenes als ‚wahr' gesetzte Wissen, welches die je gegebene institutionelle Ordnung von Sterben und Tod kennzeichnet und legitimiert.

Die methodisch-operationale Vermittlung dieser beiden empirisch-analytischen Stoßrichtungen – hier die an einem Foucaultschen Diskursverständnis ausgerichtete Frage nach der machtvollen und wirkmächtigen Durchsetzung von institutionellen Wissensordnungen des Sterbens, dort die ethnographisch-typisierende Rekonstruktion von Sterbenswelten aus der Sicht der Handelnden – kann m.E. das *Dispositivkonzept* leisten. Ungeachtet (erkenntnis-)theoretischer Inkompatibilitäten, lassen sich letztlich beide Perspektiven methodisch-operational verbinden, so dass dabei die Dispositivanalyse mit einem lebensweltlich-ethnographisch ausgerichteten Zugriff einen umfassenden Zugang zum Geschehen des Sterbens bzw. des gesellschaftlich-kulturellen ‚Sterben-Machens' in modernen, hoch differenzierten und heterogenen Gesellschaften eröffnet.

3.3 Die Praxis des Sterbens aus dispositivanalytischer Perspektive

Dispositive sind zusammengefasst als jeweils beschreibbare soziohistorische Arrangements von Diskursen, Praktiken, ihre Objektivationen und die damit korrespondierenden Subjektivierungen zu kennzeichnen. Sie bezeichnen somit „komplexe Ausschnitte einer historisch gewordenen Sozialwelt mit ihrem (je typischen) Sagen und Tun, ihren spezifischen symbolischen Sichtbarkeiten wie materialen Vergegenständlichungen" (Bührmann/Schneider 2008: 68). Was ist damit gemeint? Foucault selbst, an dessen Dispositivkonzept die folgenden Überlegungen anschließen, beschreibt ein Dispositiv – recht unsystematisch – als

> „ein entschieden heterogenes Ensemble, das Diskurse, Institutionen, architekturale Einrichtungen, reglementierende Entscheidungen, Gesetze, administrative Maßnahmen, wissenschaftliche Aussagen, philosophische, moralische oder philanthropische Lehrsätze, kurz: Gesagtes ebensowohl wie Ungesagtes umfaßt" (Foucault 1978: 119).

Und er führt weiter aus, dass die Hauptfunktion von Dispositiven darin besteht, auf eine ‚urgence', einen gesellschaftlichen Notstand, eine Dringlichkeit, ein bestehendes oder gleichsam sich abzeichnendes – mithin diskursiv prozessiertes, also wahr bzw. wahrnehmbar gemachtes – gesellschaftliches Problem zu reagieren (ebd.: 120 ff.).

Die Analyseprogrammatik des Dispositivkonzepts (vgl. Abb. 4) richtet sich sowohl auf das Verhältnis von diskursiv prozessierten Macht-Wissen-Konstellationen zur jeweils beobachtbaren Praxis in dem zu untersuchenden Feld als auch auf die darin rekonstruierbaren Erfahrungen, Selbst- und Fremdzuschreibungen der Akteure als Subjekte. Das Dispositivkonzept zielt analytisch folglich auf die Effekte von diskursiv erzeugten und vermittelten Wissensordnungen auf die Praktiken in den betreffenden Praxisfeldern wie auch deren (Rück-)Wirkungen auf die diskursiven ‚Wahrheitsspiele', auf die Wissenspolitiken, die als solche immer in eine historisch spezifische gesellschaftliche Situation eingebettet sind.

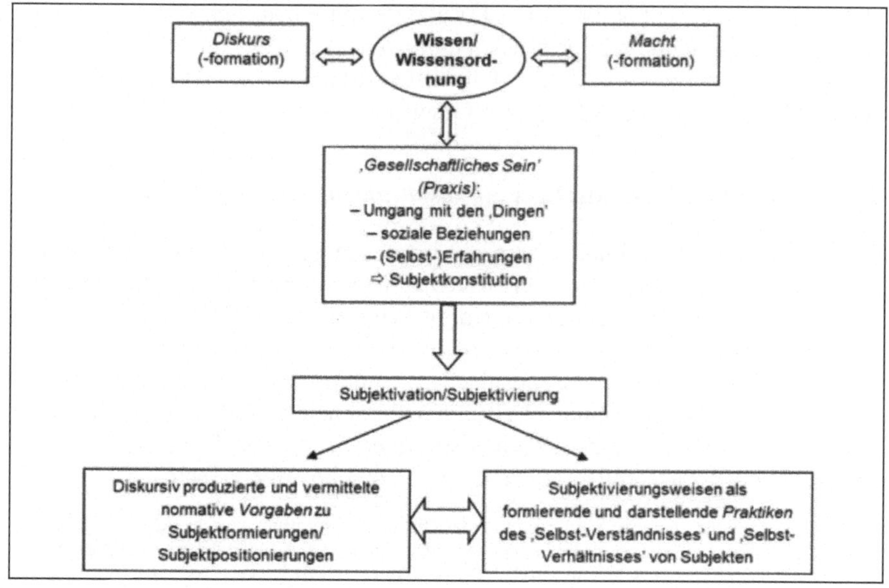

(Quelle: Bührmann/Schneider 2008: 32 und 69)

Abbildung 4: Dispositivkonzept – Analyseprogrammatik

Gerade am Lebensende erscheint ein Analysekonzept mit einer solchen Zielrichtung erforderlich. Wie oben ausgeführt, gilt es für eine aussagekräftige Empirie, die Diskursivierungen von Sterben und Tod und die Praxis des institutionellen Sterben-Machens vor Ort in ihren *symbolischen und materialen Objektivationen* zu einander in Bezug zu setzen und bei letzterem die *subjektiven Perspektiven der Beteiligten* im Sterbegeschehen ins Zentrum zu rücken. Denn Diskurse erzeugen und entfalten ihre Effekte und Machtwirkungen – und zwar sowohl *in* wie *zwischen* den Subjekten als Selbst-Verhältnisse sowie als Formierungen der sozialen Bezüge zwischen ihnen – nicht nur über Wissens-/Wahrheitspolitiken in diskursiven Prozessen im Sinne eines ‚Wahr-Sprechens' (Dire-Vrai), sondern auch und gerade in den institutionell-vergegenständlichten, raum-zeitlich situierten *Alltagspraktiken* der sozialen Organisation des Sterbens.

Erst im Zusammenspiel von diskursiven und nicht-diskursiven Praktiken (wie z.B. Körperpraktiken, ritualisierte oder routinierte Alltagspraktiken) sowie ihrer symbolischen und materialen Objektivationen wirken jene Subjektivierungsprozesse, welche in der alltagspraktischen Auseinandersetzung mit den normativen Vorgaben zur Subjektformierung und -positionierung die Akteure als

Subjekte im jeweiligen Feld konstituieren (Bührmann/Schneider 2008). Diese können – je nach Machtrelationen – in einem Fall mit der Ausbildung umfassender Handlungsfähigkeiten, im anderen Fall mit Abhängigkeiten und eingeschränkten Handlungsmöglichkeiten verbunden sein (Traue 2010: 239) und so *Disponierende* oder *Disponierte* (Link: 2007) hervorbringen. Kurz gesagt: Dispositive bereiten den Boden für diskursiv prozessierte ‚Denkbarkeits'-, Sichtbarkeits- und Sagbarkeitsräume und bilden gleichzeitig alltagspraktisch jene Machbarkeitsräume, in denen die durch Handeln geschaffenen Objektivationen und Materialisierungen ihre Wirkungen entfalten können, indem sie mit jeweiligen Subjektivationen im Sinne von Selbstkonstitution und Selbsterfahrung von Individuen korrespondieren.

Damit erscheint insbesondere auch der von der lebensweltanalytischen Ethnographie programmatisch nicht ausgewiesene Aspekt von *Macht (und Herrschaft)* in der Praxis des ‚Sterben Machens' vor Ort empirisch adressierbar: in der Klinik, im Altenheim, im Hospiz, auf der Palliativstation oder im heimischen Wohnzimmer. Wer kann und darf qua welcher Legitimation z.B. die Körperzeichen des Sterbenden vor dem Hintergrund der jeweils zugeschriebenen Definitions- und Verfügungsmacht über die darin involvierten Dinge (die Schmerzpumpe am Körper des Sterbenden, das Sauerstoffgerät mit Überwachungsmonitor etc.) deuten: medizinische Professionelle, Ehrenamtliche, Angehörige…?

Von dieser Programmatik ausgehend, eröffnet ein dispositivanalytisch ausgerichteter Blick eine Reihe von aufeinander verweisenden Fragestellungen, die ein als analytische Heuristik gesetztes modernes Sterbe-/Todesdispositiv (vgl. Abb. 5) umreißen und die durch folgende Leitfragen empirisch adressiert werden können:

1. Inwieweit zeugt die beobachtbare zunehmende Diskursivierung des Lebensendes – in wissenschaftlichen Spezialdiskursen, in vermittelnden Interdiskursen (Politik, Medien) sowie in den Alltagsgesprächen der Menschen (Elementardiskurs) – von einem möglichen grundlegenden Wandel der modernen Wissensordnung zu Sterben und Tod? Welche Wissenspolitiken mit welchen Machtwirkungen kennzeichnen die diesbezüglichen diskursiven Praktiken? Und damit zusammenhängend: Welche Neuordnung der institutionellen Praxis von Sterben und Tod (in der Klinik, im Altenheim, in Hospizen, zu Hause und von der Sterbebegleitung bis zur Todesfeststellung u.a.m.) geht damit einher?
2. Welche diskursiv formierten und dem gegenüber in der Alltagspraxis beobachtbaren Subjektkonstitutionen als Sterbender, Angehöriger, Palliativmediziner, Pflegekraft, Sterbebegleiter usw. sind in den verschiedenen institutionellen Feldern bzw. für die jeweiligen Sterbenswelten identifizierbar?

3. An welchen symbolischen und materialen Vergegenständlichungen von welchen institutionellen Praktiken lässt sich der mögliche Wandel empirisch festmachen (z.B. Patientenverfügungen, Vorgaben zur SAPV-Verordnung, Einrichtung von Palliativstationen, Ausstattung von Privaträumen in der ambulanten Sterbendenbetreuung)?
4. In welchem Zusammenhang steht die empirisch zu prüfende Transformation des modernen Sterbe-/Todesdispositivs mit der gegenwärtigen gesellschaftlichen Situation? Welche Ursachen sind hierbei erkennbar und was sind die möglichen Folgen für den zukünftigen Umgang mit Sterben und Tod insbesondere auch hinsichtlich der damit verbundenen Machtrelationen und Herrschaftsstrukturen?

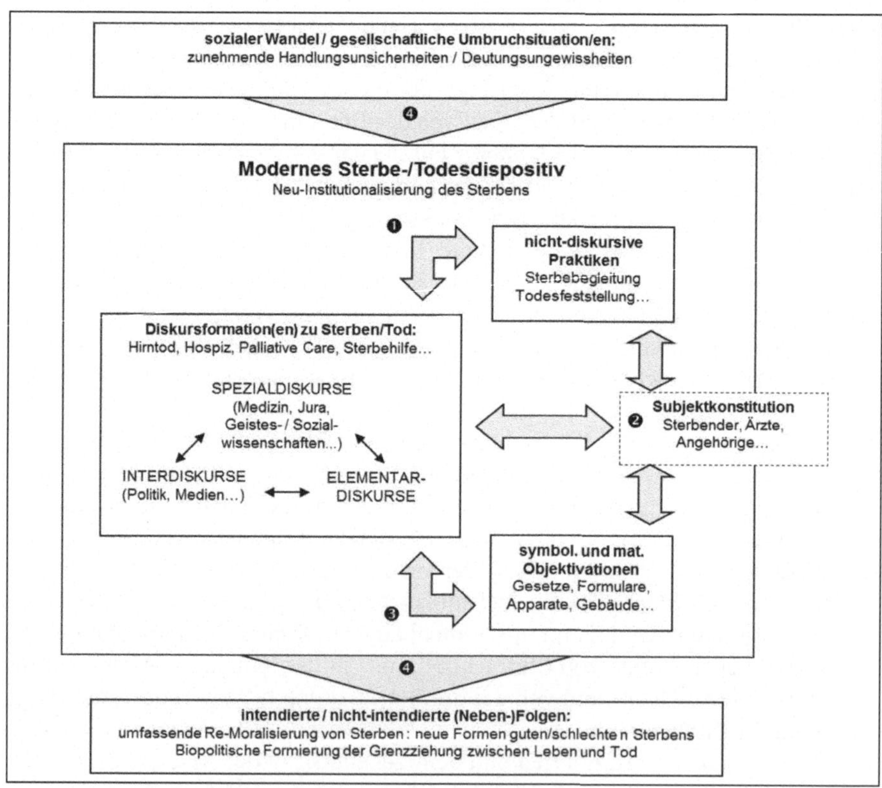

(Quelle: vgl. ähnlich Bührmann/Schneider 2008: 146)

Abbildung 5: Das moderne Sterbe-/Todesdispositiv

Die soweit kurz skizzierte dispositivanalytische Perspektive erlaubt die Rekonstruktion der gesellschaftlichen Ordnung des Lebensendes als *relationale Machtanalyse*, die den Zusammenhang zwischen diskursiv vermitteltem Sterbe-/ Todeswissen, den institutionell-vergegenständlichten Praktiken sowie den damit verbundenen Normierungen für die sozialen Bezüge und die Selbstwahrnehmung der Subjekte ausweist (z.B. als ‚gutes' oder ‚schlechtes' Sterben etc.). Im Zusammenspiel dieser vier unterschiedlichen Dimensionen vollzieht sich das Sterben und sogar das Tot-Sein eines Individuums immer schon *ungleich*, je nachdem, in welche Bezüge, institutionelle Kontexte, symbolische wie materiale Vergegenständlichungen man hineingezwungen wird oder über sie verfügen kann, welche Normen und Werte für einen gelten, welchen man unterstellt wird oder welche einem nicht zuerkannt werden. Z.b. Gesetzestexte wie das Transplantationsgesetz oder Diagnostik-Richtlinien zur Hirntod-Feststellung, Formulare wie Totenschein, Organspende-Ausweis oder Patientenverfügung, spezifische Gebäude und Räume mit entsprechender Geräteausstattung wie Beatmungsmaschinen auf der Intensivstation oder das Pflegebett im heimischen Wohnzimmer des Sterbenden…; – all das sind Vergegenständlichungen diskursiver wie nicht-diskursiver Praktiken, die gleichermaßen handlungswirksame Bedingungen wie Effekte von Diskursen bilden. Sie ermöglichen, erzwingen oder beschränken das konkrete Handeln von Akteuren und bilden den materialen Ausdruck von mehr oder weniger weiten oder engen Handlungsspielräumen. Und sie präformieren die Art und Weise, wie Individuen sich selbst und wechselseitig als ‚Subjekte' adressieren können, welche Selbstdeutungen ihnen als ‚eigene Identität' institutionell zuerkannt oder aufoktroyiert werden und wie sie sich jeweils als ‚Selbst' zu anderen zu positionieren haben: z.B. als (Noch-) Lebende zu Sterbenden, zu Toten, als Angehörige eines Sterbenden zu medizinischen Professionellen, als Ehrenamtliche etc. (Schneider 2007a).

Festzuhalten ist: Das Lebensende, der Tod ist immer ein ‚Problem der Lebenden' (Feldmann/Fuchs-Heinritz 1995). Allerdings ist es ein Spezifikum der Moderne, den dem modernen Denken so vertrauten Problemcharakter des Lebensendes als *zu lösendes, zu bewältigendes Problem im Diesseits* zu fassen – und dies umso drängender, je ‚unsicherer' und ‚ungewisser' Sterben und Tod, scheinbar zwangsläufig verursacht durch einen unaufhaltsamen medizin-technischen Fortschritt, in der gesellschaftlichen Wahrnehmung werden. Damit ist ein zumindest vorläufiger Hinweis zu dem – mit Foucault formuliert – moderne Gesellschaften kennzeichnenden ‚Notstand' (‚urgence') gegeben, indem die fortschreitende medizintechnische Ingriffnahme des Lebens bis hin zu den Grenzen Lebensende (und auch am Lebensbeginn) als unbeabsichtigte Nebenfolgen das Uneindeutigwerden und damit zwingend die ‚Problematisierung' dieser Grenzziehungen mit sich bringt (Schneider/Nieder 2007). Allerdings wäre dispositivanalytisch zu fragen, inwiefern der technische Fortschritt als Praxisfeld oder die mit der Moderne durchgesetzten Wissenspolitiken mit ihrer neuen symbolischen Ordnung zu Leben und Tod oder gar deren – empirisch noch näher aufzuklärendes – Zusammenspiel zu dieser Kennzeichnung geführt haben. Dies wäre letztlich die hinter den ethnographischen Erkundungen der verschiedenen Sterbenswelten stehende Aufgabe, zu der die Empirie, will sie mehr als nur ein Berichten von ‚fremden Welten' sein, beizutragen hätte.

3.4 Zusammenfassung

Forschungsmethoden können immer nur von der Fragestellung her und hinsichtlich ihrer Tauglichkeit für deren Bearbeitung betrachtet werden. Mit der Fragestellung eng verbunden ist jedoch auch deren begrifflich-theoretische Fundierung: „Was wir fragen, ist davon abhängig, in welchen Begriffen wir fragen." (Knoblauch 2010: 123) Und: „Allein die Tatsache, wie man einen Begriff definiert und in welcher Bedeutungsnuance man ihn verwertet, enthält bereits bis zu einem bestimmten Grade eine Vorentscheidung über den Ausgang des auf ihn aufgebauten Gedankenganges." (Mannheim 1952: 173) Der Dispositivbegriff ermöglicht – mit einem methodenpluralen Vorgehen, welches ethnographische Strategien wie Gespräche, Interviews bis hin zur teilnehmenden Beobachtung im Feld umfasst – die Rekonstruktion der gesellschaftlichen Ordnung des Lebensendes als relationale Machtanalyse in der gelebten, alltäglichen Praxis. Erforderlich ist dabei zweifellos das ‚ins Feld Gehen', also dorthin zu gehen, wo Sterben gemacht wird, und teilnehmend-beobachtend die jeweiligen Sterbenswelten mittels typisierender Perspektivenübernahme – soweit wie empirisch möglich – zu rekonstruieren, allerdings in der reflektierenden Haltung einer dispositivanalytisch ausgerichteten Beobachterperspektive. Denn erst damit wird für die untersuchten Sterbenswelten der Zusammenhang zwischen vorherrschendem Sterbe-/Todeswissen, den institutionell-vergegenständlichten Praktiken sowie den mit Sterben und Tod verbundenen Normierungen für die sozialen Bezüge und die Fremd-/Selbstwahrnehmungen der Subjekte greifbar und hinsichtlich der Frage nach dem Wandel des Umgangs mit Sterben und Tod in der Moderne umfassend bearbeitbar.

4 Methodologische Grundlegungen und methodisch-forschungspraktische Umsetzungen im Forschungsprozess

Die Alltagserfahrung lehrt, dass Menschen nicht alles tun, was sie könnten, sollten oder müssten. Und sie tun auch nicht alles, was sie möchten – ebenso wie umgekehrt: Sie können, sollten oder müssten nicht alles tun, was sie dann doch tatsächlich machen oder es zumindest versuchen. Gleichermaßen lehrt die Alltagserfahrung, dass Menschen nicht alles sagen, was sie denken, nicht immer das meinen, was sie sagen, und so manches sagen, was in einer bestimmten Situation, innerhalb eines jeweils gegebenen Aussagenkontextes, noch etwas anderes meint bzw. meinen kann, als das, was sie mit dem Gesagten ausdrücken wollten. In diesem Bezugsfeld von Handeln und Aussage, (subjektivem) *Sinn* und (objektiver) *Bedeutung* vollzieht sich das von den interagierenden Akteuren teils intentional gesteuerte, teils aber auch unbeabsichtigte, gleichsam hinter ihrem Rücken sich einstellende Deutungsspiel der Differenzen zwischen dem *subjektiv gemeinten*, dem *okkassionellen* und dem ‚objektiven' – d.h. *intersubjektiv gültigen – Sinn von Handlungen und Aussagen* (Soeffner/Hitzler 1994).

Eine sozialwissenschaftliche Empirie wie die lebensweltanalytische Ethnographie bzw. die Dispositivanalyse befasst sich mit den gesellschaftlichen Wirklichkeiten, wie sie im Denken und Handeln von Akteuren zum Ausdruck gebracht bzw. wie sie durch deren Denken und Handeln erschaffen und reproduziert werden. Diesen permanenten sozialen Konstruktionsprozessen von gesellschaftlicher Wirklichkeit wird ‚rekonstruierend' nachgespürt, indem methodisch-systematisch – vereinfacht formuliert – zum einen die Aufmerksamkeit *teilnehmend beobachtend*[13] auf das Handeln, die Praktiken der Menschen gerichtet und mittels ‚Perspektivenübernahme' darin nach Mustern, Regelmäßigkeiten und den dahinter stehenden Strukturierungsprinzipien gesucht wird. Zum anderen erfolgt dies, indem sich der Sozialforscher dem zuwendet, was die Gesellschaftsmitglieder über die von ihnen wahrgenommene, von ihnen erfahrene Wirklichkeit sich wechselseitig untereinander – in ihren *Alltagsgesprächen* – mitteilen oder ausdrücklich gegenüber dem Forscher, wenn er sie dazu *befragt*, artikulieren. Mit Blick auf die oben benannten ‚Sinn-Differenzen' erschließt sich bekanntlich der – mit Max Weber gesprochen – subjektiv gemeinte Sinn, den ein Akteur mit einer Handlung ver-

13 Im Folgenden wird grundsätzlich von *teilnehmender Beobachtung* gesprochen, auch wenn für die lebensweltanalytische Ethnographie die geforderte Perspektivenübernahme insbesondere auf der Basis eines existenziellen Engagements, einer (temporären) Mitgliedschaft im Feld und dabei einem möglichst umfassenden eigenen(!) Vollzug der Praktiken des Feldes – einem Mittun im Sinne einer *beobachtenden Teilnahme* durch den Forscher – zu erfolgen hat (Honer 2012a). Gleichwohl ist gerade dieses existenzielle Engagement des Forschers in den verschiedenen Settings der Betreuung von Sterbenden forschungspraktisch nicht immer umzusetzen.

bindet, nicht immer schon hinreichend und per se durch deren Beobachtung bzw. Nachvollzug. Umgekehrt darf selbstverständlich die kommunikative Darstellung von gelebter Alltagswirklichkeit nicht vorschnell mit dem Erleben und Handeln im Alltag als einer Vollzugswirklichkeit in eins gesetzt werden. Gerade dort, wo Akteure den Forscher über ihre Absichten, Motive, lebensweltlichen Erfahrungen aufklären, indem sie diese berichten, ist Vorsicht geboten:

> „Üblicherweise neigen auch sogenannte ‚qualitative' Forscher dazu, Darstellungen von Erfahrungen nicht zunächst einmal als *Darstellungen* von Erfahrungen, sondern sogleich und vor allem als Darstellungen von *Erfahrungen* zu deuten – und sie selber dann wieder wie Erfahrungen (statt wie Darstellungen) darzustellen." [Herv. im Orig.; Anm. d. Verf.] (Honer 1993: 246)

Und schließlich ist zu beachten, dass die raum-zeitlich spezifischen, situativen Erfahrungen bzw. die Darstellungen von Erfahrungen seitens der handelnden, sprechenden Subjekte selbst wiederum nicht umstandslos in eins zu setzen sind mit jenen vorgegebenen Situationsdefinitionen, Handlungs- und Deutungsrahmen, mit denen Institutionen ‚objektiv' ausgestattet sind. Mit diesem objektivierten Wissen und dessen Vergegenständlichungen – dem symbolischen wie materialen Repertoire von Institutionen – setzen sich die Akteure im jeweiligen institutionellen Feld in ihrem Wahrnehmen, Denken, Handeln auseinander, folgen oder widersetzen sich ihm, bedienen sich dessen oder verändern es in und durch ihre eigenen Praktiken.

Vor diesem Hintergrund sollen die folgenden Abschnitte die wesentlichen Strategien der Datensammlung und -erhebung im Rahmen eines ethnographisch vorgehenden, dispositivanalytischen Forschungsansatzes skizzieren, gefolgt von den damit einhergehenden Auswertungstechniken. Zuvor jedoch sollen einige methodologisch-konzeptionelle Überlegungen den Einstieg in den konkreten Forschungsprozess grundlegen.

4.1 Methodologisch-konzeptionelle Grundlegungen

Wenn die Tauglichkeit von Forschungsmethoden von der untersuchten Fragestellung her zu beurteilen und eng verbunden ist mit deren begrifflich-theoretischen Fundierung, so ist zu ergänzen, dass die eingesetzten Methoden ebenso der Besonderheit des untersuchten Wirklichkeitsausschnitts angemessen sein müssen (Blumer 1979: 41). Diese Forderung deutet unmissverständlich an, dass jeglicher Forschungsprozess auf einem unhintergehbaren Verweisungszusammenhang basiert von: aus dem vorhandenen Vorwissen gespeisten Fragestellungen, den damit gesetzten theoretischen Prämissen und Fundamenten einschließlich entsprechender methodologischer Grundlagen sowie den zu dem untersuchten Wirklichkeitsausschnitt insgesamt angemessenen methodischen Operationen (Abb. 6). Mehr noch: Die im Forschungsprozess gewonnenen Ergebnisse sind nicht interpretierbar, wenn nicht dieser Verweisungszusammenhang, den in den unterschiedlichen Ausprägungen jegliche Forschung aufweist, ausgewiesen ist, denn Ergebnisse sind nichts anderes als hoch voraussetzungsvolle, methodisch-systematisch produzierte Erkenntnisse mit ihren je eigenen Regeln der Erkenntnisproduktion.

Zum einen weist die hier verfolgte lebensweltanalytische Ethnographie einen wesentlich handlungs- und interaktionstheoretisch begründeten Gegenstandsbezug auf alltägliche soziale Phänomene und Kontexte aus, dessen Forschungsinteressen auf die handelnden, interagierenden Subjekte, deren Deutungen und Sinnsetzungen und damit letztlich auf deren jeweilige Perspektivität auf ihre mehr oder weniger gemeinsam geteilte Welt gerichtet sind (Berger/Luckmann 1987). Zum anderen gründet die dispositivanalytische Erweiterung auf ein poststrukturalistisches Fundament, bei dem das handelnde Subjekt nicht als vorgängig, sondern als Effekt seiner sozialen Kontexte begriffen wird und somit institutionelle Gefüge unter Macht- und Herrschaftsaspekten in den Blick genommen werden (Bührmann/Schneider 2008).

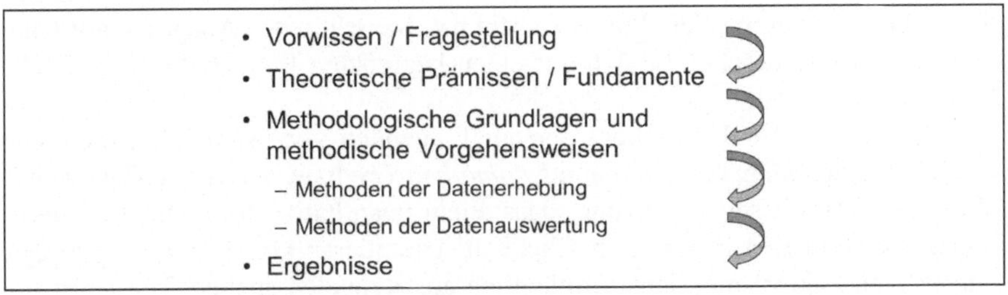

- Vorwissen / Fragestellung
- Theoretische Prämissen / Fundamente
- Methodologische Grundlagen und methodische Vorgehensweisen
  - Methoden der Datenerhebung
  - Methoden der Datenauswertung
- Ergebnisse

(Quelle: eigene Darstellung)

Abbildung 6: Bestandteile des Forschungsprozesses

4.1.1 Standardisierte und nicht-standardisierte Forschung – nomothetisches und interpretatives Paradigma

Allerdings relativieren sich solche Differenzen vor dem Hintergrund, dass in beiden Ansätzen gegen ein positivistisches Wissenschaftsverständnis Position bezogen wird. Denn Grundlage der konkreten Forschungsarbeit sind bei beiden Perspektiven *nicht* Theorien im Sinne von a priori gesetzten begrifflich-theoretischen Fixierungen und darauf aufbauenden Hypothesen sowie eine daraus abgeleitete

Empirie als hypothesenprüfendes Verfahren. Die Aufgabe besteht vielmehr in der *offenen Auseinandersetzung* mit den untersuchten *Wirklichkeitsausschnitten* (dem untersuchten Feld, den erhobenen Daten), wobei der Forschers eine gleichsam *dezentrierte Position* einnimmt, bei der vorhandene Theorien auf den Stand von für den Forscher zu explizierendem ‚Vorwissen' reduziert und durch ‚*theoretical sensitizing concepts*' (Blumer 1981), die den empirischen Blick öffnen und orientieren sollen, ersetzt werden. Jenseits des schwierigen Problems, wie eine solche Offenheit forschungspraktisch ermöglicht werden kann und welche Rolle das theoretische Vorwissen im Forschungsprozess spielt, besteht bezüglich der Reichweite und der eingeschränkten Rolle von Theorien bzw. Begriffen im Sinne theoretischer Konzepte folglich Übereinstimmung. Für Herbert Blumer sind (auch und gerade wissenschaftliche) Begriffe in enger Verbindung mit je gemachten Erfahrungen wandelbar, und sie sind – als ‚sensitizing concepts' im Forschungsprozess im Gegensatz zu ‚definitive concepts' als Resultate von Forschung – für eine, der Dynamik sozialer Wirklichkeit angemessene Theoriebildung unerlässlich (ebd.; vgl. auch Helle 1992: 95ff). Ähnlich macht Ruoff in Bezug auf Foucaults Theorieverständnis deutlich: „Innerhalb der foucaultschen Philosophie zeichnet sich ein neues Theorie-Praxis-Verhältnis ab. Die Theorie gibt nicht mehr vor, was die Praxis zu sein hat. Sie legt jeden Anspruch auf Universalität ab und beschränkt sich auf einen begrenzten Bereich." (Ruoff 2007: 218)

Dementsprechend unterliegt den im Folgenden vorzustellenden methodischen Strategien *nicht* das sogenannte *nomothetische* bzw. *normative Paradigma* (Wilson 1982) mit seiner Setzung, dass allein quantitative bzw. standardisierte Forschungsstrategien ‚Wissenschaftlichkeit' garantieren können, indem sie den ‚subjektiven Faktor' möglichst umfänglich auszublenden suchen. Dieser Sichtweise gemäß wäre Sterben als ausschließlich objektiv abbildbares Phänomen zu untersuchen (wie z.B. in der möglichst standardisierten, ‚objektiven' Erfassung von Todesursachen etc.). Demgegenüber – und entsprechend den vorangegangenen Abschnitten – gründen die folgenden Ausführungen auf das sogenannte *interpretative Paradigma* (ebd.) mit seinem Primat von qualitativer bzw. nicht-standardisierter Forschungspraxis, wonach ‚Wissenschaftlichkeit' in der Erforschung des Wahrnehmens, Denkens, Handelns von Menschen nur durch das Hervorholen des ‚subjektiven' Faktors und durch den Fokus auf Interaktion (relationale Perspektive) gewährleistet werden kann. Weil der Mensch sich nicht nur zu seiner Umwelt ‚verhält', sondern Welt hat – d.h.: als sinnoffenes, sinnproduzierendes Lebewesen in einer gleichwohl immer schon vorgedeuteten Mitwelt lebt, handelt und mit anderen Menschen interagiert, dabei diese Deutungen re-/produziert, neu aushandelt, abändert –, sind sinnrekonstruktive, auf die symbolische Praxis abzielende Verfahren für das Verstehen und Erklären dessen, was vor sich geht, unabdingbar. Den Beforschten kommt gleichsam ein Expertenstatus ihrer eigenen Praxis zu, wobei von der *unhintergehbaren Reflexivität des Forschungsprozesses* ausgegangen werden muss. Beforschte Menschen sind keine Forschungsobjekte, sondern beforschte Subjekte, die in der Regel als Beobachtete beobachten, wie sie beobachtet werden, und darauf ‚irgendwie‘ reagieren – und das ist keineswegs nur ein ethisches Problem, sondern vor allem ein erkenntnistheoretisches und forschungspraktisches. Während im normativen Paradigma Kommunikation zwischen forschendem und beforschtem Subjekt im Sinne dieser Reflexivität des Forschungsprozesses als Störfaktor betrachtet wird und durch Standardisierung kontrolliert werden soll, um die Reliabilität (unter Beachtung der Validität) zu erhöhen, wird im interpretativen Paradigma der umgekehrte Weg beschritten.[14] Dort gilt: Weniger Eingriff – meint: prinzipielle Offenheit im Einsatz von methodischen Verfahren und in der Kommunikation zwischen Forschersubjekt und Forschungssubjekt – schafft für den Forscher mehr Kontrollmöglichkeiten hinsichtlich der Angemessenheit und Güte seiner Forschung.

4.1.2 Der Sozialforscher im Feld und als Forschungssubjekt

Entscheidend hierbei ist, dass auch der Forscher *seine Position im Forschungsprozess als Akteur im Feld und als Forschersubjekt* entsprechend reflektiert. Dies beginnt bei der Maßgabe, sich selbst als Datenquelle aufgrund seiner praktischen Teilnehmererfahrungen ‚ernst zu nehmen‘ und systematisch zu nutzen (Honer 2012a: 21 ff.). Darüber hinaus ist jedoch insbesondere zu beachten, dass der ethnographisch arbeitende Sozialforscher, weil er in seiner eigenen Gesellschaft forscht, im vermeintlich ihm bekannt oder gar vertraut Erscheinenden erst jenes ‚Fremde‘ hervorholen, ‚ent-decken‘ und sichtbar machen muss, was in der Regel dem alltäglichen Oberflächenblick verborgen bleibt. Wir meinen zu wissen, wie in

14 Gütekriterien beziehen sich im Rahmen der quantitativen/standardisierten Forschung vor allem auf die Problematik von ‚Messung‘. So bezeichnet Validität allgemein die Eigenschaft eines Messinstruments, das zu messen, was auch tatsächlich gemessen werden soll. Mit Reliabilität ist die Forderung bezeichnet, dass Messinstrumente bei wiederholter Messung unter gleichen Bedingungen auch das gleiche Ergebnis produzieren müssen, während Objektivität ganz allgemein jeglichen Verzicht auf subjektive, persönliche Elemente meint. Konkret ist damit die Forderung verbunden, dass im Grundsatz die Datenerhebung bzw. Messung unabhängig davon sein soll, durch wen die Daten erzeugt und ausgewertet werden. Da die genannten Gütekriterien in dieser Form für eine qualitative/nicht-standardisierte Forschung strittig bis unbrauchbar sind, wurden für diesen Bereich weitere Gütekriterien vorgeschlagen bzw. entwickelt wie bspw. kommunikative Validierung im Feld, theoretische Sättigung, Visibilität und Viabilität des Forschungsprozesses, intersubjektive Nachvollziehbarkeit (vgl. zusammenfassend http://wlm.userweb.mwn.de/ilmes.htm; Steinke 2004).

einem Krankenhaus gestorben wird, wir können uns vorstellen, wie es ist, einem Altenheim zu leben etc. Um gegen solche Fragenverhinderer und Erkenntnisbremsen vorgehen zu können, braucht es eine entsprechende Forschungshaltung:

> „Der soziologische Ethnograph muß sich typischerweise der Fremdheit des Bekannten und Vertrauten in der ‚eigenen' Gesellschaft durch eine artifizielle Einstellungsänderung erst wieder bewußt werden." (Hitzler 1999: 476)

Hitzler bezeichnet diese Haltung als systematisch einzunehmende ‚künstliche Dummheit' (ebd.), die darin ihren Ausdruck findet, immer wieder zu fragen: Was geht hier vor?; und dabei all jene eigenen Alltags- und Wissenschaftsgewissheiten ausklammert, die hierfür immer schon eine Antwort bereit halten. Mehr noch: Vor allem ist auch die Frage anzuschließen, was den Forscher – auch in einer wissenssoziologisch, diskurs-/dispositivanalytischen Perspektive – dazu bringt, das zu erkennen, was er zu erkennen meint (Bührmann/Schneider 2008: 66 ff.). Denn das Grundproblem jeglicher sozialwissenschaftlichen Forschung besteht für den Forscher darin, „für sich selbst und für andere durchsichtig zu machen, wie er das versteht, was er zu verstehen glaubt und wie er weiß, was er zu wissen meint" (Hitzler/Honer 1997: 23). Methodologisch gewendet geht es also um den *systematischen Einbau des Zweifelns*: Zweifel in Bezug auf die ‚Vor-Urteile' des Forschenden auch über sich selbst, in Bezug auf die eigenen Gewissheiten des Alltags sowie in seiner Wissenschaft und schließlich generell in Bezug auf reduktionistische Erklärungen.

Ähnlich findet sich im Kontext von Diskurs- und Dispositivanalysen als ein unverzichtbarer methodologischer Grundstein die Forderung nach einem *epistemologischen Bruch* mit der Alltagserfahrung des Forschersubjekts, der darauf zielt, den gewohnten Blick nicht nur auf die Alltagserfahrungen der beforschten Subjekte zu richten, sondern auch auf die (eigenen) Strukturen des Denkens zu verändern. Es geht also nicht nur darum, systematisch die Vor-Urteile der Forschenden zu kontrollieren, auszuweisen und so ‚unschädlich' zu machen, sondern auch ihre Urteile anzu- bzw. zu bezweifeln, um so die umfassende Reflexion der deutenden Verstehensprozesse anzumahnen, um ‚gute Gründe' für ein spezifisches Verstehen von etwas durch jemanden angeben zu können. Die Aufgabe besteht also darin, für sich selbst und für andere transparent zu machen, wie und wodurch der Forschende dazu gebracht wird bzw. sich dazu bringt, das zu verstehen, was er zu verstehen glaubt, und wie er wissen kann, was er zu wissen meint. Rekonstruktiv zu fassen ist also nicht mehr und nicht weniger als das Verstehen des

Verstehens und die Position des Verstehenden, von der aus ‚sein Diskurs(beitrag)' zu erfolgen hat (Bührmann/Schneider 2008: 69).[15]

4.1.3 Zur forschungspraktischen Konzeption eines ethnographisch vorgehenden dispositivanalytischen Forschungsansatzes

Versucht man vor diesem Hintergrund in einem ersten Schritt den Zusammenhang zwischen Fragestellungen, begrifflich-theoretischen Fundamenten, methodologischen Grundlagen und methodischen Herangehensweisen für den hier verfolgten ethnographisch vorgehenden, dispositivanalytischen Forschungsansatzes zu konkretisieren, ergeben sich folgende konzeptionelle Überlegungen:

Zunächst ist in Übereinstimmung zwischen lebensweltanalytischer Ethnographie einschließlich ihrer dispositivanalytischen Weiterung festzuhalten, dass – infolge der komplexen Analyseprogrammatik – eine standardisierte Abfolge von fest vorzugebenden Verfahrensschritten abzulehnen ist. Mit einer solchen verbindlichen Verfahrensordnung wäre die bereits mit der Analyseprogrammatik naheliegender Weise einzufordernde Flexibilität im Forschungsdesign von vornherein unterlaufen. Ebenso kann kein festes Set an bestimmten methodischen Verfahren bzw. Operationen fixiert werden. Vielmehr kann sich eine ‚gelingende', ethnographisch vorgehende und dispositivanalytisch ausgerichtete Forschungspraxis an den oben skizzierten Leitfragen orientieren, an denen je nach eigenen Erkenntnisinteressen und konkreten Forschungsfragen sowie entlang dazu passender methodisch-praktischer Vorgehensweisen angesetzt werden kann. Anders formuliert: Je nach eigener Schwerpunktsetzung sowie gemäß den gegebenen empirischen Zugriffsmöglichkeiten und verfügbaren Ressourcen, kann das eigene Vorgehen grundsätzlich an den verschiedenen ‚Ecken' des Dispositivs (vgl. Abb. 5, die Kennzeichnungen 1 bis 4) ausgerichtet werden.

So käme der Fokus auf (1) *diskursive Praktiken* noch weitgehend ohne einen umfassenden ethnographischen Feldzugriff aus, da von Spezialdiskursen ausgehend und anhand einer Sammlung entsprechender Diskursfragmente (Fachzeit-

---

15 Das Verstehen kann als Alltagsroutine und als wissenschaftliche Methode erkenntnislogisch nicht unterschieden werden. Die Differenz markiert vielmehr die Verstehenspraxis. Alltägliches und wissenschaftliches Verstehen unterscheidet sich in seiner Organisationsform, dem Reflexionsgrad und der Zielsetzung der Deutung. Wissenschaftliches Verstehen ist gekennzeichnet durch die berufsmäßige Skepsis als prinzipieller Zweifel an sozialen Selbstverständlichkeiten und eigenen ‚Vor-urteilen', sie ist vom Handlungsdruck des Alltags suspendiert zugunsten der Sorge um die Prinzipien der Auslegung: das Verstehen des Verstehens (Hitzler/Honer 1997). Letztlich gilt auch für den Forscher selbst die Vorgabe zur ‚Beobachtung zweiter Ordnung': sich selbst systematisch zu beobachten, wie man im Feld andere beobachtet und selbst darauf reagiert, dass man dort von Anderen beobachtet wird.

schriften, fachwissenschaftliche Stellungnahmen, Tagungsprotokolle usw.) ihre interdiskursive Vermittlung (z.B. in Medienbeiträgen) zu rekonstruieren wäre. Umgekehrt könnten bei der Analyse von interdiskursiven Prozessen (z.B. im Bereich von Politik die Untersuchung von entsprechenden Bundestagsdebatten zum Thema Sterbehilfe oder Patientenverfügung) deren spezialdiskursive Fundierungen einerseits sowie deren Aufnahme, Sedimentierung oder eben auch Wirkungslosigkeit im Elementardiskurs andererseits inkl. der korrespondierenden (2) *Subjektformierungen* sowie *Subjektivierungsweisen* der Akteure in den jeweiligen Sterbeinstitutionen in den Blick genommen werden. Für letzteres wäre bereits zu prüfen, inwieweit für den Zugriff auf die jeweiligen Elementardiskurse im Alltag von verschiedenen Sterbeinstitutionen ein ethnographischer Feldzugang notwendig und möglich wäre, um die von den Akteuren erfahrenen Rollenanforderungen, Identitätsmuster als Disponierende oder Disponierte rekonstruieren zu können. Für diese Rekonstruktion ihrer jeweiligen Sterbenswelten wäre somit insgesamt mit Diskursfragmenten zu arbeiten, die sowohl aus *,natürlichen'* wie auch aus *,künstlichen' Textdaten* bestehen könnten.[16] Denkbar wären vom Feld selbst produzierte ,Textvergegenständlichungen' wie z.B. von den Akteuren im Feld in ihren Alltagsroutinen und -praktiken erstellte Aufzeichnungen, Protokolle etc., oder im Forschungsprozess gezielt erzeugte Daten wie Experten-Interviews, Gruppendiskussionen mit Laien oder gezielt erstellte Aufzeichnungen von Alltagsgesprächen zwischen Professionellen und/oder Laien jeweils ,vor Ort'.

Ebenso möglich wäre der methodisch-forschungspraktische Ansatz an den (3) *Objektivationen* der diskursiven Praxis. Als Beispiele hierfür wären bauliche Merkmale von Intensivstationen im Vergleich zu Palliativstationen und stationären Hospizen ebenso wie unterschiedliche sozial- und wohnungsräumliche Charakteristika von privaten Lebenswelten von Klienten bzw. Klientinnen in der ambulanten Hospizarbeit zu nennen. Die konkrete Ausgestaltung und der Einsatz von Formularen wie etwa Patientenverfügungen wären ebenso zu untersuchen wie das Überlassen von medizinischen Ausrüstungen und Instrumenten ,für Zuhause' (z.B.: Installation eines Pflegebetts in der Wohnung, Überlassung eines Sauerstoffbehälters, Einrichten einer Notrufanlage usw.). Das methodische Arbeitsprogramm würde hier einen umfänglichen ethnographischen Zugriff vor Ort erfordern mit *Interviews* in Form von möglichst alltagsnahen Gesprächen, insbesondere aber auch *teilnehmende Beobachtung* sowie *Artefaktanalysen*. Diese

16 Sogenannte ,natürliche' Daten liegen im Feld vor bzw. werden von den Akteuren im Feld unabhängig vom Forschungsprozess produziert. Demgegenüber sind ,künstliche' Daten Effekt der Interaktion zwischen Forscher und Feld, indem sie vom Forscher z.B. über verschiedene Gesprächs- und Befragungstechniken bis hin zu gezielt inszenierten Regelverstößen (z.B. die aus der Ethnomethodologie bekannten ,Krisenexperimente') hergestellt werden (Hitzler/Honer 1997: 10 f.).

Herangehensweisen – wiederum in Verbindung mit der Frage nach den jeweiligen (2) *Subjektkonstitutionen* – würden Ausschau danach halten, wie durch die Praxis in ihren jeweiligen Sterbenswelten jene Subjekte ‚als Akteure' hervor- und zueinander in Position gebracht werden, die das Sterben als sozialen Prozess bestimmen. Sei es, dass sie ihn durch aktive Teilnahme gestalten oder durch passives Erleiden erfahren oder von vornherein davon ausgeschlossen bzw. abgeschottet bleiben. Empirisch zu prüfen wäre dabei auch, welche Widerständigkeiten ‚der Dinge' (z.B. des Körpers, der technischen Apparatur etc.) zu erkennen sind. ‚Dinge' können für sich genommen oder in ihrem Zusammenspiel in einer bestimmten Situation sich womöglich dem jeweils ‚rechten' Gebrauch verweigern. Oder jedes fordert einen solchen Gebrauch für sich ein – unabhängig von der jeweiligen Situation –, so dass kaum Handlungsspielräume für ihre Nutzer bleiben (etwa wenn bei der Sterbendenbegleitung zu Hause medizinische Gerätschaften in die private Ordnung der Dinge eingreifen).

Schließlich kann eine umfängliche ethnographische Empirie zu (1) *nicht-diskursiven institutionellen Praktiken* – über *teilnehmende Beobachtung* im Feld – prüfen, inwieweit normative Programmatiken als Diskurseffekte im institutionellen Alltag aufgegriffen, umgesetzt oder dem dort vorherrschenden Erfahrungswissen und damit verbundenen Alltagsroutinen entgegenstehen. So erscheint z.B. bei der Sterbebegleitung in der stationären wie ambulanten Betreuung der Wille der Patienten bzw. Patientinnen zunehmend als oberstes Gebot für alle Beteiligten. Dabei fordert bereits – vermittels der diskursiv hergestellten Wirkmächtigkeit der Patientenverfügung als Medium dieser ‚selbstbestimmten' Selbst-Sorge-Botschaft – die bloße Existenz eines Formulars ‚Patientenverfügung' jeden dazu auf, sich zu seinem eigenen Sterben (eventuell mit seinen Angehörigen) zu befragen und sich damit im Gesellschaftsgefüge ‚verantwortungsvoll' zu positionieren. Empirisch zu klären wäre bspw., wie bzw. mittels welcher Praktiken von wem der verfügte Wille in welchen Situationen zur Geltung gebracht werden kann.

Zu fragen ist schließlich mit Blick auf das moderne Sterbe-/Todesdispositiv und die gesellschaftliche Umbruchsituation vor allem auch, (4) welche konkreten (medizinischen, psychosozialen, spirituellen, organisatorischen etc.) *Handlungsprobleme und Notwendigkeiten/Dringlichkeiten* in den jeweiligen Sterbenswelten der Akteure zu bearbeiten sind. Wie werden sie bearbeitet? Woher stammen diese aus Sicht der Beteiligten und wohin führt die von ihnen wahrgenommene Bearbeitung oder Nicht-Bearbeitung nach ihrer Einschätzung? Was sind vor allem die dokumentierbaren, beobachtbaren Deutungskonsequenzen und Handlungsfolgen im Feld, so dass für den Forscher die Möglichkeit besteht, (4) *intendierte wie nicht-intendierte Folgen des möglichen oder bereits erkennbaren Wandels* abzuschätzen.

4.2 *Strategien der Datenerhebung: Interviews, teilnehmende Beobachtung und mehr*

Die Methoden der Datenerhebung lassen sich für den Kontext der lebensweltanalytischen Ethnographie und ihrer dispositivanalytischen Erweiterung – vereinfacht formuliert – wie folgt zusammenfassen: Ins Feld gehen und alles an Daten sammeln, was dem jeweiligen Erkenntnisinteresse, dem gerade aktuellen Stand der Forschungsarbeit, der Bearbeitung der sich aus den bisherigen Datenerhebungen und Datenauswertungen ergebenden konkreten Fragezeichen dienlich ist und die Forschung weiter vorantreibt. Denn:

> „Die ideale Einstellung, um ins Feld zu gehen, ist (…) die, anzunehmen, dass *alles* beachtenswert ist bzw. dass man einfach nicht vorher wissen kann, was sich als *nicht* beachtenswert erweisen könnte." [Herv.i.O.] (Honer 2012a: 21 f.)

Damit ist ein – aus der Grounded Theory (Strauss 1994) bekannter – zirkulärer Forschungsprozess markiert, den ein ständiger Wechsel von Datenerhebung im Feld, Datenauswertung außerhalb des Feldes und erneuter Rückkehr in das Feld charakterisiert. Dazu noch einmal Honer:

> „Zum einen muss man in der Forschungspraxis klar unterscheiden zwischen dem Prozess der Datenerhebung im Feld alltäglichen Handelns und dem Prozess der Dateninterpretation in der (einsamen) theoretischen Einstellung. Und zum anderen muss man bei den alltagspraktisch konstituierten Daten klar unterscheiden zwischen (durch aktive Teilnahme und Beobachtung gewonnenen) Handlungsdaten und (durch Gespräche bzw. Interviews gewonnene Performanz- bzw. Selbstdarstellungs-Daten, die *idealerweise* handlungsleitendes *Wissen* repräsentieren." [Herv.i.O.] (Honer 2012a: 24)

Dementsprechend reicht das Spektrum der Strategien der Datenerhebung von explorativen Quasi-Alltagsgesprächen über spezifische, mehr oder weniger narrative Interviewformen mit einzelnen Personen oder Gruppen bis hin zu Gruppendiskussionen, die als solches verbale Darstellungen von gemachten (individuelle oder gemeinsam geteilten) Erfahrungen (und damit ggf. verbundenem handlungsorientierenden Wissen bis hin zu implizitem Routinewissen) der Akteure generieren. Dem zu Seite steht die Dokumentation der Praktiken im Feld in Form des Protokollierens teilnehmender Beobachtungen, ergänzt um die Sammlung von Artefakten, die nicht nur im Sinne von ‚Dingen als solche' zu archivieren, sondern in ihrer raum-zeitlichen Situierung und Verwendung zu dokumentieren sind. Hinzu kommt schließlich bei allen genannten Strategien, insbesondere bei der teilnehmenden Beobachtung, noch die Erschließung der eigenen ‚subjektiven Erfahrungen' als spezifische Datenquelle im Forschungsprozess.

4.2.1 Interviewen und mehr: Nicht nur fragen, sondern mit den Menschen reden

Beginnt man die folgenden Überlegungen zu den Strategien der Datenerhebung beim Interview (vgl. hierzu Schneider 2007b), scheint die Ausgangslage zunächst klar zu sein: Die über ihre Wirklichkeiten Auskunft gebenden Akteure eines Untersuchungsfeldes und jene anderen Akteure, die an diesen Auskünften ein professionelles Interesse haben, weil sie als Forscher diese Wirklichkeit erkunden wollen, treffen in der sozialen Situation des Interviews aufeinander. Die professionelle Seite – die entsprechend geschulten Interviewer – versuchen dabei das *Problem der Authentizität* (oder gar der Aufrichtigkeit) methodisch zu bearbeiten. D.h.: Es soll möglichst sichergestellt werden, dass das Gesagte das Gemeinte und das Gemeinte wiederum identisch ist mit dem ‚wirklichen' (d.h. den jeweiligen Alltag bestimmenden) Denken und Handeln des Subjekts als einem über sich und seine Welt Auskunft gebenden Selbst.

Gleichsam im Gepäck der Sozialforscher befinden sich bei ihren Felderkundungen neben den jeweiligen Erhebungsinstrumenten auch die oben bereits benannten Messlatten für die Gütekriterien wissenschaftlicher Wahrheitsproduktion: Objektivität (intersubjektive Überprüfbarkeit), Reliabilität (Zuverlässigkeit, Verlässlichkeit) und Validität (Gültigkeit). Bei der Verwendung eines standardisierten Fragebogens in der quantitativen Sozialforschung wird das Authentizitätsproblem auf Seiten des Interviewten anhand verschiedener Strategien in Angriff genommen (Schnell/Hill/Esser 1992: 352 ff.): So ist bei der Fragebogenkonstruktion bzw. dem Formulieren von Fragen präventiv darauf zu achten, ‚Verzerrungen' bzw. ‚Verfälschungen' im Antwortverhalten zu vermeiden. Solches unerwünschte Antwortverhalten umfasst bspw. die explizite Verweigerung einer Antwort; die Angabe von ‚weiß nicht'; das Abgeben einer inhaltlichen Antwort, obwohl keine Meinung zum abgefragten Thema ausgebildet worden ist; das so genannte ‚sozial erwünschte' Antworten bzw. gar ein Antwortverhalten, welches einer generellen Zustimmungstendenz folgt u.a.m. Insgesamt geht es also darum, unerwünschte Instrumenteneffekte (z.B. so genannte Halo-Effekte, Platzierungseffekte usw.) zu vermeiden, um möglichst ‚zuverlässige' und ‚gültige' Antworten zu erhalten. Für einen Fragebogen stehen diverse Kontrollmaßnahmen zur Verfügung, die in das Instrument eingebaut werden können, um die Konsistenz und Stringenz im Antwortverhalten von Probanden zu prüfen (z.B. können entsprechende Kontrollfragen Widersprüchlichkeiten in den Antworten entlarven etc.). Hinzu kommen ggf. noch Praktiken wie Interviewerschulungen, die gewährleisten sollen, dass alle Interviewer sich in der Kommunikationssituation mit dem Interviewten ‚gleich' verhalten, so dass auch durch die Person des Interviewers keinerlei bzw. möglichst wenig Störungen im Antwortverhalten der Probanden erzeugt werden. Dennoch unvermeidliche individuelle Fehlinformationen (z.B. durch ‚Unwissen' des Probanden) werden schließlich statistisch bereinigt durch die Masse der Befragten (in der Auswertung erkennbar sind dann so genannte ‚Ausreißer'-Werte, die ggf. entweder einer eigenen Forschung bedürfen oder vernachlässigt werden können). Entsprechend gilt die *Standardisierung* selbst als der Weg zur Herstellung und Sicherheit der erforderlichen Datenqualität: Je mehr Standardisierung, umso mehr *Kontrolle* über den Forschungsprozess und damit umso ‚*bessere*' Daten. „Der entscheidende Unterschied zwischen der alltäglichen und der wissenschaftlichen Befragung besteht in der theoriegeleiteten Kontrolle der gesamten Befragung." (Atteslander 2003: 123) So wie die Theoriegeleitetheit auf Seiten der Fragen deren wissenschaftliche Relevanz verbürgt, so gewährleistet die Systematik der Kontrolle der die Befragung begleitenden Vorgänge (die Rahmenbedingungen der Befragungssituation, die Interaktion zwischen Interviewer und Interviewten etc.) ihre Abgrenzbarkeit zur als ‚unwissenschaftlich' geltenden Alltagskommunikation und garantiert damit die ‚*Wissenschaftlichkeit*' der durch das Antworten der Probanden produzierten Daten. Die dahinter stehende Annahme lautet: Erst durch Standardisierung des Forschungsprozesses und systematische Kontrolle aller ‚Störeinflüsse' durch den Forscher lässt sich das ‚tatsächlich' subjektiv Gemeinte in *wissenschaftliche Wahrheit* verwandeln.

Mit einem grundlegend anderen ‚Problembewusstsein' geht hingegen die qualitative Sozialforschung das Authentizitätsproblem an. Auch der qualitativ, nicht-standardisiert vorgehende Sozialforscher, dem es um die Rekonstruktion der sozialen Konstruktion von Wirklichkeit geht, die immer schon prozesshaft und sinnhaft geordnet – perspektivisch – ist, befindet sich in einer besonderen Situation. Zwar muss er sich *unmittelbar auf die Alltagspraxis der beforschten Subjekte einlassen*, denn nur diese größtmögliche *alltagsweltliche Nähe* gewährleistet annäherungsweise Authentizität. Aber die dabei aufzuspürende ‚Wirklichkeit' bezeichnet nicht die Konkretheit der sozialen Tatsachen, die subjektiv verzerrt werden könnten und deren Spiegelbild in den sprachlichen Repräsentationen der Probanden es genau um diese Verzerrungen zu bereinigen gälte. Sondern umgekehrt: Das Individuum ist das Konzentrat der gesellschaftlichen Welt, es trägt auf eine besondere Weise die gesamte gesellschaftliche Epoche, in der es lebt, in sich (Kaufmann 1999: 87 ff.). Das Erkenntnisinteresse bei der Produktion von verbalen Daten kann sich dabei zum einen auf die *Intentionen der Subjekte* richten, d.h., auf Dasjenige, das unmittelbar in deren Denken und Handeln zum Ausdruck kommt bzw. aus ihrer Sicht kommen soll. Zum anderen kann es sich auch auf ‚*objektive Bedeutungen*' oder ‚*latente Sinnstrukturen*' richten, also auf Dasjenige, was als Tiefenstruktur den (Sprech-)Handlungen als Sinnentäußerungen der Subjekte ‚hinter deren Rücken', ohne von ihnen direkt gewusst zu werden, zugrunde liegt. Die privilegierte Beobachterposition des Forschers beim qualitativen Interview besteht folglich darin, dass er über die Person, die zu ihm über ihre Wirklichkeit spricht, einen direkten Zugriff auf die gesellschaftliche Konstruktion, mithin auf die Konstruktionsprinzipien dieser Wirklichkeit hat (die als solche den Subjekten selbst in ihrem Alltag in der Regel verschlossen bleiben).[17]

Auf dieser grundlegenden Differenz bei der ‚künstlichen' Herstellung von verbalen Daten aufbauend, kann beim Einsatz von qualitativen Interviews mehr oder weniger strukturiert vorgegangen und damit Nähe und Authentizität auf unterschiedlichen Wegen und in verschiedenen Ausprägungen her- und sichergestellt werden (vgl. zusammenfassend Hopf 2000). Zu unterscheiden sind z.B. folgende Aspekte:

- Welche thematischen Vorgaben für das zu führende Interview existieren seitens des Forschers/Interviewers überhaupt?
- Wie offen oder vorstrukturiert sind der gesamte Ablauf des Interviews sowie die konkreten Frageformulierungen?
- Wie viel ‚narrative Qualität' wird in den Antworten angestrebt?

Anhand solcher Merkmale lassen sich in der nicht-standardisierten, qualitativen Sozialforschung verschiedene *Interviewtypen* unterscheiden – exemplarisch z.B.:

- das *ethnographisch-explorative Interview* (Honer 1994), welches weitgehend einem vom Forscher zu animierenden ‚Quasi-Alltagsgespräch' mit dem Interviewten entsprechen und dadurch dessen alltägliche Sichtweisen und Relevanzen hervorlocken soll;
- das *biographisch-narrative Interview*, das ausgehend von einem zentralen Erzählstimulus eine eigenständige biographische Stegreiferzählung des Interviewten produzieren soll; hier sind es die keinesfalls vom Interviewer zu unterbrechenden Zugzwänge der Erzählung, die den Erzählenden leiten und ‚Authentizität' gewährleisten sollen, weitere Nachfragen seitens des Interviewers sind inhaltlich-thematisch an der Erzählung des Interviewten zu orientieren, in ihrer sprachlichen Form und Positionierung an diesen Erzählzwängen auszurichten;
- das *fokussierte/problemzentrierte* (oder auch *episodische*) *Interview* mit einem mehr oder weniger ausführlich vorformulierten und unterschiedlich

17 Damit ist z.B. auch die Grenze einer möglichen kommunikativen Validierung der Ergebnisse der Rekonstruktionsarbeit durch die Feldakteure markiert.

flexibel eingesetzten Leitfaden, bei dem gleichsam die Virtuosität des Interviewers in der Handhabung seines Instruments jenen Kommunikationsraum konstituieren soll, der sowohl die vom Forscher erhofften Themen ‚zur Sprache bringt' als auch genügend Freiraum für die eigenständigen, authentischen Relevanzsetzungen des Interviewten lässt.

Differenziert nach dem Grad der inhaltlich-thematischen (Vor-)Strukturiertheit und nach der vorgegebenen Ablaufordnung des Interviews können die genannten Interviewtypen in ihrer Durchführung systematisch voneinander unterschieden werden (vgl. Abb 7). Dabei zeigt sich, dass letztlich nur das ethnogaphisch-explorative Interview – angelegt als ein Quasi-Alltagsgespräch und der kommunikativen Vorgabe folgend, möglichst mit den Feldakteuren als zumindest interessiertes oder dann sogar als mehr oder weniger kompetentes Mitglied der jeweiligen ‚Sonderwelt' zu reden – auf *beiden* Dimensionen durchgehend maximale Freiheit bei der Generierung verbaler Daten erlaubt. Dies gilt zum einen im Vergleich mit biographischen Interviews, die einer strengen Ablaufstruktur folgen, zum anderen aber auch im Vergleich zu episodischen, fokussierten oder problemzentrierten Interviews, die nur graduelle Ent-/Strukturierungen hinsichtlich Inhalt und Ablauf zulassen, an der Grundstruktur der Rollenverteilung von Fragenden/Antwortenden hingegen nicht rütteln. Dem gegenüber sind im ethnographisch-explorativen Interview durchaus sogar solche Rollenwechsel in den Redezügen möglich, wenn es die Situation im Feld erfordert, um das Gespräch und die Teilnahme am Geschehen am Laufen zu halten. Mit dem ethnographisch-explorativen Interview ist einerseits gewährleistet, dass während des gesamten Feldforschungsprozesses die verlangte Offenheit für neu ‚ent-deckte' Themen und Bereiche methodisch umgesetzt werden kann. Andererseits spricht aufgrund der methodischen Flexibilität des ethnographischen Vorgehens nichts dagegen, die Interviewtechnik im Forschungsprozess anzupassen und ggf. – entlang entsprechend ausgewiesener und hinsichtlich ihrer theoretischen Relevanzen begründeter Überlegungen – z.B. episodische Interviews etc. einzusetzen.

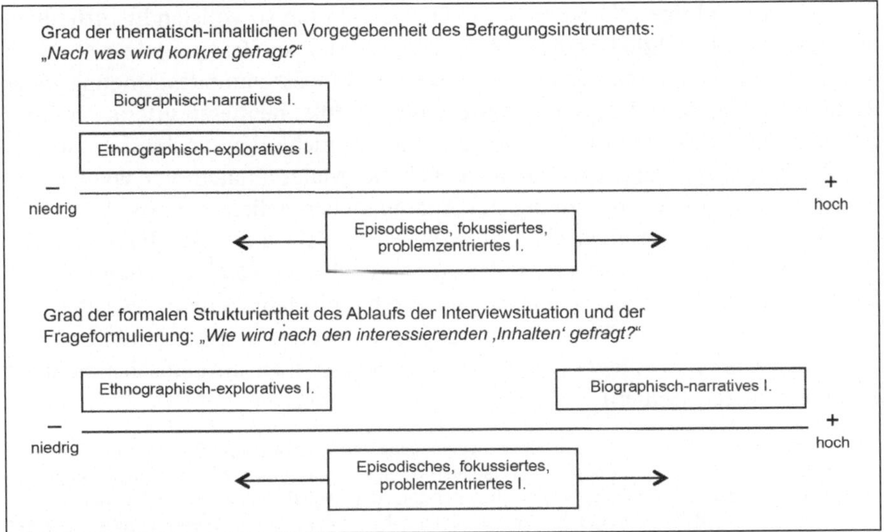

(Quelle: Schneider (2007b: 403))

Abbildung 7: Schema nicht-standardisierten Interviewens

Insbesondere im Bereich von Sterben und Tod kann bei der ethnographischen Forschung vor Ort der *flexible* Einsatz verschiedener Formen der Herstellung von verbalen Daten zielführend sein. Beginnend bei sogenannten Expertengesprächen bis hin zu Interviews bzw. Gesprächen mit Angehörigen und Patienten, die ggf. je nach Situation, Verfassung der Gesprächspartner etc. ohne große Vorbereitung geführt werden müssen, wäre ein striktes Festhalten an schematischen Methodenvorgaben wenig dienlich. Vielmehr braucht es auf Seiten des Forschers einen *sensiblen* Umgang mit verschiedenen Gesprächs- und Fragetechniken, die – statt sich an einem vorgefertigten Leitfaden und Befragungsstil festzuhalten – insbesondere an den Gesprächsmöglichkeiten des Gegenübers zu orientieren sind.

4.2.2 Teilnehmende Beobachtung: Dabei-Sein – Beobachten – Mittun

Bereits Marcel Mauss (2013) hat seinen Studierenden für die Erforschung fremder Völker und Kulturen die Methode der ‚intensiven Ethnographie' ans Herz gelegt. Das bedeutete für ihn, dass – so Iris Därmann und Kirsten Mahlke in ihrer Einleitung zu den ursprünglich 1947 veröffentlichten und nun auf Deutsch vorliegenden Vorlesungsmitschriften – „die ‚Beobachtung' der jeweils fremden

Gesellschaft und ihre ethnographische Dokumentation so vollständig, gründlich und objektiv wie möglich sein sollte“ (Därmann/Mahlke 2013: 13). Dieser schier überwältigende Anspruch (ebd.: 16) wird von Mauss zumindest entlang einer Reihe ganz konkreter Vorgaben, was es alles zu dokumentieren gilt, ausgeführt: z.B. von geographischen Gegebenheiten über Sprache, Kultur, bis hin zu Verwandtschaftsstrukturen, vor allem aber auch die ‚Materialitäten‘ wie den Körper, Essen, Kleidung usw., die immer am Anfang stehen sollten (Mauss 2013: 55). Dabei geht es ihm vor allem darum, einer Oberflächlichkeit des Blicks bzw. der Beobachtung entgegenzutreten, indem umfassend und gründlich dokumentiert, archiviert und die Zusammenhänge, die ‚Verhältnismäßigkeiten‘ zwischen den verschiedenen sozialen Phänomenen festgehalten werden müssen (ebd.: 55).

Nach Christian Lüders (2008: 386 ff.) begann man im deutschsprachigen Raum erst in den 1990ern,

> „teilnehmende Beobachtung in einem weiter gefassten Sinn als eine flexible, methodenplurale kontextbezogene Strategie zu verstehen, die ganz unterschiedliche Verfahren beinhalten konnte. Für dieses Verständnis hat sich inzwischen der Begriff Ethnographie eingebürgert (…) Kennzeichnend für ethnographische Forschung ist (…) der flexible Einsatz unterschiedlicher methodischer Zugänge entsprechend der jeweiligen Situation und des jeweiligen Gegenstands – wobei nicht nur der Einsatz der Verfahren der Situation angepasst wird, sondern unter Umständen auch die Verfahren selbst (ebd: 389 und 393).

Dementsprechend versammelt er unter dem Stichwort ‚Beobachten im Feld‘ eine Reihe von Maßgaben und Strategien, die dieses Forschen im Feld charakterisieren (ebd.: 389 ff.) – vor allem: *längere Teilnahme* und der *Mitvollzug* im Feld, da nur so die Vertrautheit mit dem Feld, die Innenperspektive annäherungsweise erreicht werden kann. Voraussetzung hierfür sind der erfolgreiche Zugang zum Feld und das Einnehmen einer von den Feldakteuren akzeptierten Rolle. Aufgrund der über längere Zeiträume sich erstreckenden Teilnahmen entstehen zwangsläufig und gewünscht Vertrautheiten und Vertrauensbeziehungen, die aber für den Forscher gleichzeitig das Problem des Balancierens von Nähe und Distanz mit sich bringen.

Stefan Dreßke, der 2005 seine ethnographisch ausgerichtete Analyse zum Sterben im stationären Hospiz veröffentlicht hat, berichtet in diesem Sinne zu seiner Methodik der teilnehmenden Beobachtung:

> „An vier bis fünf Tagen in der Woche wurde an ganzen Schichten teilgenommen. Die Beobachtung erfolgte unstandardisiert, aber nicht unstrukturiert. Die wichtigste Struktureinheit war die Karriere des Hospizpatienten. Beobachtet wurde die Kommunikation mit dem Patienten, die Tätigkeiten der Professionellen am Patienten, die Arbeitsteilung im Team, Ettiketierungsprozesse, Ziele, die für die Betreuung des Patienten formuliert wurden und die Selbstpräsentationen der Patienten. Während der Beobachtung wurden verschiedene Pflegekräfte begleitet und die Versorgung unterschiedlicher Patienten verfolgt. Die Strukturierungen der Beobachtungssituationen ergab sich aus dem Hospizalltag: Sie umfassen wiederkehrende Ereignisse wie die

> Aufnahme von Patienten, Arztbesuche, Teambesprechungen, das Herrichten von Verstorbenen und Abschiedsrituale. Aber auch unerwartete Ereignisse wie Notfälle und unvorhergesehene Arbeitsanforderungen wurden miterlebt und notiert. Die etwa 45minütigen Schichtübergaben erlaubten, daß auch Informationen zu Ereignissen festgehalten werden konnten, an denen der Forscher nicht teilgenommen hat und Patientenbiographien so vervollständigt wurden. Nicht zuletzt dienten die Übergaben als Erinnerungshilfen. Schon während der Beobachtung wurde auf Kontraste und Ähnlichkeiten in den Verläufen geachtet, so daß typenähnliche Gruppierungen von Patienten und Arbeitsformen gebildet wurden. Hier handelte es sich um explorative Vorformen, die im Verlauf des Auswertungsprozesses konkretisiert oder revidiert wurden. (...) Die Transkripte der Beobachtungen wurden ausführlich durchgearbeitet, korrigiert und sehr häufig noch einmal ergänzt oder leicht umformuliert, wenn Passagen nicht deutlich genug waren. Trotz aller Erinnerungshilfen muß ganz klar festgestellt werden, daß nicht alle Details behalten wurden. So weit wie möglich konnte ein solcher Datenverlust kompensiert werden, indem schon während der Beobachtung mit den Hospizmitarbeitern vereinbart wurde, daß auch nach Abschluß der Erhebung noch Nachfragen placiert werden können.“ (Dreßke 2005: 239 f.)

Dieses längere Zitat enthält im Wesentlichen alle Bestandteile einer explorativ-ethnographischen Vorgehensweise bei teilnehmender Beobachtung:

Im Zentrum steht die offene, wenngleich nicht unsystematische Beobachtungsform, die von Beginn an dem Prinzip von Fallähnlichkeiten und Fallkontrastierungen folgt und dabei versucht, möglichst strukturiert zu dokumentieren. Insgesamt wird der Beobachtungsprozess von den Relevanzen und Handlungsstrukturen des Feldes angeleitet, gleichzeitig aber Sensibilität für Ausnahmesituationen und Außeralltägliches gewahrt. Weiterhin weist Dreßke aus, dass die Beobachtung von Beginn an theoretisch nicht unvorbereitet erfolgte, sondern theoretische Annahmen über Interaktionsbeziehungen, Sterberolle, Körperbilder, Gefühlsordnungen etc. explizit gemacht wurden, um sich mittels sensibilisierender Konzepte (‚sensitizing concepts‘) für das Feld zu orientieren (ebd.: 240) und damit letztlich das eigene Vorwissen explizit zu machen, um es für die Datenerhebung konstruktiv einzusetzen. Schließlich zeigt sich deutlich, dass Beobachtungsdaten letztlich immer künstliche Daten sind, produziert vom Forscher selbst, der sein Erleben, sein Erfahren dokumentiert. Diese unhintergehbare ‚Datenqualität‘ ist sicherlich am deutlichsten erkennbar in der Form von nachträglich, aus dem Gedächtnis heraus erstellten Feldnotizen. Letztlich gilt diese *Unhintergehbarkeit der Perspektivität* aber ebenso für bspw. audio- und videographierte Daten. Diese mögen zwar den Vorteil von vergleichsweise mehr und vollständigeren Daten bieten. Aber auch hier bleibt es immer nur bei einem ‚künstlich‘ hergestellten Ausschnitt eines Beobachterblicks, der dokumentiert werden kann, ohne dass z.B. die der körperlich-leiblichen Präsenz des Handelnden geschuldete Situationswahrnehmung damit schon automatisch dokumentiert wäre. Zu denken wäre z.B. an einen – von nicht im Bild befindlichen Zuschauer ausgehenden – gespürten Handlungsdruck bis hin zu Temperatur, Gerüche etc., die in dieser Dokumentationsform verloren gehen, bei einer handschriftlichen Notiz jedoch vermerkt werden könnten.

Somit ist klar: Jegliches künstliche Datenmaterial ist immer schon durch den Forschungsprozess und durch das Forschungssubjekt selbst vorselektiertes und bereits durch die Form seiner Dokumentation vorinterpretiertes Material. Gerade aber durch dieses ‚in der Situation sein' gewinnt der Forscher jene Einblicke in die Praxis, die er als Ethnograph benötigt und die diesen empirischen Zugriff auf Wirklichkeit von anderen Methoden unterscheidet. Christine Pfeffer schreibt dazu: „Teilnehmen ermöglicht die direkte Beobachtung von Handlungen, einen Einblick, wie die Handelnden in *diesem* Moment ihre lokale Welt und spezifische Ordnung konstruieren (…) [Herv.i.O.] (Pfeffer 2005: 109) – und nicht nur wie sie sie später berichtend darstellen.

4.2.3 Von den Praktiken der Subjekte zur (raum-zeitlichen) Ordnung der Dinge

Deshalb kommt sowohl in der lebensweltlichen Ethnographie als auch in der Dispositivanalyse der Frage nach Materialitäten nach den Objektivationen bzw. Vergegenständlichungen von Praktiken – kurzum: den Dingen in ihrer raum-zeitlichen Ordnung – eine wichtige Bedeutung zu. Ein diskursanalytischer Zugriff auf ‚Wissenspolitiken' über diskursive Prozesse im Sinne von Aussageereignissen und Aussageregeln erscheint für sich genommen als nicht hinreichend. Denn: Diskurse reproduzieren sich über ihre institutionelle Infrastruktur (Maßnahmenbündel, Regelwerke, Architektur, Artefakte etc.), erzeugen und entfalten hierüber ihre Effekte und Machtwirkungen – und zwar sowohl ‚in' wie ‚zwischen' den Subjekten. Dem folgend werden ‚Subjekt' und ‚Subjektivität' einerseits als Macht-Effekte von gesellschaftlichen Diskursen verstanden, die damit gleichsam das unter den jeweils vorherrschenden Macht-/Wissensverhältnissen ‚unterworfene Subjekt' kennzeichnen und formieren. Andererseits findet sich im Spätwerk Foucaults (z.B. 1988), zusätzlich zu dieser qua diskursiver Praxis prozessierten ‚disziplinierten Subjektivität', auch jene ‚Selbst-Disziplinierungs-Variante', in der er – vermittelt über den Dispositivbegriff – stärker die *produktive* Praxisseite eines sich *als Selbst konstituierenden Lebensführungs-Subjekts* akzentuiert hat, freilich ohne analytisch dabei die diskursive Gebundenheit von Subjektivierung aufzugeben (Bührmann/Schneider 2008). Das Dispositivkonzept fragt nun danach, wie Individuen sich in ihren Lebens- und Sterbenswelten selbst sehen, wie sie gesehen werden möchten, aber auch, welchen Selbst-Zwängen sie sich ausgesetzt sehen und wie sie ggf. versuchen, sich dagegen zu positionieren, zu wehren.[18] In und durch ihre dispositive Eingebundenheit entsteht ein alltagsweltlich relevantes, erfahrungsbasiertes praktisches Wissen, das Individuen einerseits dazu bringen kann, sich auf ‚normale' und ‚nützliche' Weise (entsprechend der ‚gesellschaftlichen Situation', so wie sie diese ‚für-wahr-nehmen' und erfahren) zu sich selbst und zur Welt um sie herum zu verhalten. Ebenso ermöglicht dies andererseits Individuen, sich gegen diese ihnen zugeschriebenen Positionierungen und normativen Skripts der Normalität und Eingepasstheit zu wenden und so ein ‚widerständiges' Selbst-Verständnis und Selbst-Verhältnis zu entwickeln und darzustellen, welches als Subjektivierungsweise jedoch wiederum – weil deren Effekt – nur von den vorherrschenden dispositiven Bedingungen her zu verstehen ist.

Was aber sind nun *Objektivationen*, welche Rolle spielen sie im dispositiven Zusammenspiel und wie können sie methodisch gefasst werden? Der Mensch als Subjekt ist umgeben von Objekten – dazu gehört alles, was als außerhalb des wahrnehmenden Subjekts verortet wird, welches sich auch selbst zum Objekt in seiner eigenen Deutungspraxis machen kann. Selbstredend sind nicht alle Objekte Objektivationen menschlichen Handelns, wobei die vorgenommenen Zurechnungen und Deutungen entscheidend sind. *Dinge* ist der Alltagsbegriff für alles, was uns als Materialität umgibt, wobei es beim empirisch-methodischen Blick auf die Dinge ganz grundlegend um die Effekte von menschlichen Handlungen geht – also um jegliche Objektivationen menschlicher Praxis im Sinne eines gegenständlichen Tuns ebenso wie im Sinn einer Deutungspraxis. So kann ein Stein auf den ersten Blick nur ein natürlicher Gegenstand sein, bei genauerer Betrachtung durch ein geübtes Auge wird daraus jedoch ein Faustkeil und somit

18 Damit ist ein zweidimensionaler Subjektzugriff grundgelegt, der analytisch zwischen einer Außen- und Innenseite von hergestellten und sich herstellenden Subjekten unterscheidet: Die Innenseite des Subjekts von außen diskursiv adressiert, kann mit den Begriffen ‚*Subjektformierung*' (als diskursiv vermittelte Identitätszuschreibungen) und ‚*Subjektpositionierung*' (als zugeschriebene differentielle Identitätsfixierungen mit verschiedenen Wertigkeiten innerhalb einer Sozialstruktur) gefasst werden. Subjektformierung und -positionierung geben als analytische Kategorien folglich über die diskursiven Prozesse der Subjektherstellung, der Subjektkonstitution und deren normierende Lagerung im gesellschaftlichen Raum Auskunft (z.B. als Angehöriger gegenüber dem Sterbenden, als Arzt etc.). Dem gegenüber lässt sich der Begriff ‚*Subjektivierungsweise*' in Anschlag bringen für die Art und Weise, wie Individuen diese Zuschreibungen und Fixierungen als ‚Selbste' sich symbolisch-praktisch aneignen, sie (wie erfüllend oder widerständig) darstellen, ihr ‚Selbst' sich und anderen gegenüber anzeigen (in ihrem alltäglichen Handeln zum Ausdruck bringen) und sich somit als Subjekte selbst herstellen (Bührmann/Schneider 2008, S. 92ff). Insbesondere mit Blick auf Machtrelationen und Herrschaftsverhältnisse ist danach zu fragen, ob und wie sich ‚das Subjekt' – der Sterbende, die weiterlebenden Angehörigen etc. – in bestimmten Handlungszusammenhängen und in entsprechender biographischer Erlebnissaufschichtung z.B. als Akteur seines ‚eigenen' Lebens bis hin zu seinem ‚eigenen' Sterben oder als fremdbestimmt, als Getriebener bzw. gar Opfer der Verhältnisse sieht.

eine Vergegenständlichung menschlicher Arbeit. Dem gegenüber mag ein Erdloch zunächst nur ein Erdloch sein, das durch Naturprozesse entstanden (Auswaschungen von Erdreich etc.) oder von Tieren verursacht worden sein könnte. Es könnte aber auch von Menschen hergestellt sein – z.B.: ein alter Vorratsspeicher, ein Schützenloch eines Soldaten oder ein offenes Grab. Soziologisch gesehen ist es keineswegs entscheidend, von wem oder was das Erdloch tatsächlich hervorgerufen ist. Der entscheidende Punkt ist vielmehr, wie diese von Menschen wahrgenommene Erscheinung gedeutet wird (Schütz/Luckmann 1979), weil sich – je nach Situationsdefinition – danach das weitere Handeln der Wahrnehmenden in Bezug auf das ‚für-wahr-Genommene' entsprechend ausrichten wird. ‚*Artefakt*' bezeichnet schließlich als methodischer Begriff im engeren Sinne jene Dinge, die Vergegenständlichungen menschlicher Praxis darstellen – ein bloßer Felsbrocken als solcher wäre also kein Artefakt für einen Soziologen, der Faustkeil oder das als Grab gedeutete Erdloch hingegen schon. Die Analyse von Artefakten gibt somit Auskunft über die symbolische und materielle Kultur, die das Artefakt (das Ding als Objektivation menschlicher Praxis) hervorgebracht hat, und damit liefert dessen Analyse letztlich auch Aufschluss über die Subjektkonstitution in dieser Kultur.

Zusammenfassend ist zunächst festzuhalten, dass

- Materialitäten wie Räume und Dinge einerseits auf Bedeutungszuschreibungen basieren und Diskurse – diskursive Praktiken – bei der Entstehung und Transformation raum-zeitlich bezogener Wissensformen und Wissensordnungen eine zentrale Rolle spielen;
- physisch-materielle Praktiken und Formen der Raum- und Ding-Gestaltung veränderbar sind, woran verschiedene gesellschaftliche Akteure mit unterschiedlichen Interessen und in verschiedenen Machtkonstellationen beteiligt sein können. Dies ist als Hinweis auf ‚nicht-diskursive' Praktiken zu verstehen, die gleichsam direkt an den Materialitäten von Räumen und den darin enthaltenen, angeordneten Dingen ansetzen, Räume also direkt im physisch-materiellen Sinne an- und umordnen und dadurch entlang der Zeitachse ‚neue Raum-/Ding-Ordnungen' entstehen lassen.
- Schließlich können diese Raum-Ordnungen als solche, in ihrer physisch-materiellen Struktur (in ihrer dinglich-räumlichen Anordnung und örtlichen Lokalisierung) selbst Macht entfalten – d.h. nichts anderes als Handlungen, Interaktionen selektieren und normieren sowie Subjektivationen formieren.

Objektivationen sind folglich für den Sozialforscher interessant, weil jede Vergegenständlichung, jedes Ding und jedes Tun mit einem Ding immer schon

Effekt von diskursiv eingebundenen Deutungszuschreibungen ist. Aus Dispositivperspektive ist deshalb die grundlegende Frage des Subjektivations-Objektivations-Verhältnisses interessant. Zu klären ist dabei im Besonderen, wie sich raum-zeitliche Arrangements – die jeweilige Ordnung der Dinge – und diese Dinge mit einbeziehendes bzw. auf diese bezogenes Handeln zueinander verhalten. Welche Machtstrukturen sind dem implizit? Dabei gilt: Dinge können einerseits selbst Ziel der Handlung sein, andererseits auch vermittelnd eingesetzt werden, wenn es um eine Handlung ‚am anderen Menschen' geht. Dinge können insofern ‚gleichberechtigtes' Element in Handlungszusammenhängen sein, als sie selbst einen gewissen Realitäts-/Wirklichkeitsgehalt einbringen, denn sie sind zum einen immer schon vorgedeutet (z.B. hinsichtlich ihres Gebrauchs, ihrer Funktion etc.) und können sogar einen ‚Subjektstatus' zugeschrieben bekommen. Erst Handeln verleiht den Dingen ihre ‚wirk-mächtige' Bedeutung, und ein auf die Dinge bezogenes Handeln stellt ‚den Raum' her im Sinne einer je konkreten Anordnung von Menschen, Handlungen und Dingen.[19]

Versucht man diese soweit skizzierten Überlegungen zu den Dingen und ihrer raum-zeitlichen Anordnung sowohl hinsichtlich der Frage nach den damit verbundenen Praktiken als auch den jeweiligen Subjektivationen noch stärker zu akzentuieren, bietet der Begriff der *‚Heterotopie'*, wie ihn Michel Foucault verwendet hat, ohne ihn ausführlicher auszuarbeiten, weitere Anregungen. Mit Heterotopien bezeichnet Foucault (1992, 2005) ‚Andersräume', Gegenräume, Brechungen des Alltags, des Normalen, in denen sich das Normale in seiner Kontrastierung oder gar Verkehrung wiederfindet. In heterotopen Räumen werden die „wirklichen Plätze innerhalb der Kultur gleichzeitig repräsentiert, bestritten und gewendet" (Foucault 1992: 68). Anders formuliert sind Heterotopien somit spezifische *symbolische ‚Räume'* in Verbindung mit ihren *konkreten, realen materialen Orten* (bzw. in ihren konkret ‚verortbaren' Materialisierungen), die in ihren Bedeutungen für die je gegebene gesellschaftliche Ordnung das jeweils ‚Andere' repräsentieren, damit also der ‚Norm des Alltags', den dort vorherrschenden Normalitätsvorstellungen entgegengestellt sind. Dies können verschiedene Institutionen wie bspw. das Gefängnis, der Militärdienst oder die psychiatrische Klinik sein, ebenso wie der Garten oder das Theater, die Festwiese oder der Friedhof, die Bibliothek, das Museum oder – für das Kind – das Ehebett der Eltern.

In dieser konkreten materialen Verortung bzw. verortbaren Materialisierung unterscheiden sich Heterotopien nach Foucault von Utopien, die gleichsam als

19 Mit ‚Raum' ist hier ein Netzwerk bezeichnet, das Dinge, Menschen oder Handlungen in eine Ordnung bringt bzw. eine Ordnung zum Ausdruck bringt. Diese Ordnung verweist zugleich auf den zugrundeliegenden Handlungszusammenhang, auf den Akt des Platzierens, der immer auch Ausdruck von Macht(verhältnissen) ist.

,reine Vorstellungen' dadurch gekennzeichnet sind, dass sie (noch) keine solchen institutionellen Realisationen erfahren haben. Heterotopien sind folglich ,Räume/ Orte', an denen die zu einer Zeit vorgegebenen Normen nur zu einem Teil durchgesetzt sind oder die gar nach eigenen Regeln funktionieren und somit für die dort befindlichen Akteure Reflexionen, Infrage-Stellungen, Gegenentwürfe, Widersprüche, alternative Horizonte zu den herrschenden Normen erfahrbar werden lassen. Womöglich werden solche privilegierten ,*Widerräume*' eines ,*Gegenverhaltens*' gerade in modernisiert-modernen individualistischen Gesellschaften, die ihrer ehemals kollektive Verbindlichkeit beanspruchenden Utopien beraubt sind, für die Dynamik sozialen Wandels immer wichtiger.

Auf diesem Begriffsverständnis aufbauend, formuliert Foucault *sechs Prämissen zur Kennzeichnung von Heterotopien*, die aus seiner Sicht als Grundaxiome einer Heterotopologie gelten können (vgl. auch Chlada 2005).

1. Heterotopien sind in allen Kulturen zu finden – als Krisen- bzw. Transitionsheterotopien vor allem in traditionalen Kulturen oder zunehmend als Abweichungsheterotopien in heutigen Gesellschaften.
2. Sie entstehen und verschwinden im historischen Prozess, unterliegen über den Zeitverlauf hinweg Umdeutungen und Umgestaltungen. So kann eine Gesellschaft im Wandel der Zeit eine immer noch existierende Heterotopie anders funktionieren lassen (z.B. Friedhof).
3. Heterotopien umfassen an einem Ort häufig mehrere (mitunter auch unvereinbare) Räume und widersprüchliche Platzierungen (wie das Theater als Vorder- und Hinterbühne oder der Garten).
4. Sie folgen oft eigenen Zeitordnungen (Heterochronien), indem sie bspw. Zeit bzw. zeitlich flüchtiges Wissen speichern (der Friedhof als Ort der Quasi-Ewigkeit; das Museum, die Bibliothek) oder Zeit bzw. den normalen Zeitablauf ,aussetzen' (die Festwiese), ihn in einen anderen Rhythmus transformieren (das Urlaubsdorf).
5. Heterotopien weisen ein System von Öffnungen und Schließungen aus mit entsprechenden Regelungen zum Zugehörigkeitsmodus und zur Zugänglichkeit zu diesen Räumen, so dass sie gleichzeitig als isoliert und durchdringlich erscheinen.
6. Heterotopien konstituieren schließlich immer ,reale Gegenräume' zur vorherrschenden gesellschaftlichen Ordnung – entweder in Form einer Illusion, „welche die gesamte übrige Realität als Illusion entlarvt", oder in Form der Kompensation. Während bei Letzterer ganz real ein Raum geschaffen werden soll, „der im Gegensatz zur wirren Unordnung unseres Raumes eine vollkommene Ordnung aufweist" (Foucault 2005, S. 19 f.), – so z.B. das An-

sinnen der puritanischen Gemeinschaften Englands bei ihrer Übersiedlung nach Amerika –, wird bei Ersteren die Wirklichkeit allein durch die Kraft der (real erfahrbaren) Illusion zerstreut (z.B. in den früheren Freudenhäusern).

Für die ethnographisch-dispositivanalytisch ausgerichtete Datensammlung erscheint es zentral auf dieser begrifflich-konzeptionellen Grundlage die Dinge in ihrer materialen Anordnung (raum-zeitlichen Situiertheit) *in Verbindung* mit der ihnen unterliegenden symbolischen Ordnung zu erfassen. Die symbolische Ordnung der Heterotopie vermittelt sich entweder wiederum in eigenen ‚Materialisationen' (von der Friedhofsordnung bis hin zum Schwarzen Brett des Animationsteams in der Ferienanalage) oder in den hierauf bezogenen Praktiken (von der Grabpflege bis zur Wassergymnastik). Entscheidend dabei ist die Perspektive vom Außen auf das Innen, vom Anormalen, vom Heterotopen aus auf das Alltägliche, Normale, Hegemoniale (dessen Ausdruck Heterotopien sind): Denn das eigentliche Wesen der Heterotopien ist: „Sie stellen alle anderen Räume in Frage, (…) indem sie eine Illusion schaffen, welche die gesamte übrige Realität als Illusion entlarvt." (Foucault 2005: 19)

4.3 Strategien und Techniken der Datenauswertung

Die konkreten methodischen Operationen der Datenauswertung von Textdaten (Beobachtungsnotizen, aufgezeichnete Alltagsgespräche, Interviewtranskripte, im Feld gesammelte Diskursfragmente etc.) sowie von – letztlich wiederum nur in sprachlicher Form beschreib- und interpretierbaren – raum-zeitlich situierten Dingen, den Praktiken ihres Anordnens etc. speisen sich aus dem vorhandenen Spektrum qualitativer Analyseverfahren. Allerdings soll aus Platzgründen hier nur auf ein wichtiges Verfahren qualitativer Textanalyse eingegangen werden: dem aus der Grounded Theory bekannten *Codieren*, das hier in seiner diskurs- und dispositivanalytischen Adaption ausgewiesen werden soll (vgl. für die folgenden Ausführungen Gasteiger/Schneider 2013).[20]

Bei den gesamten Verfahrensvorschlägen der Grounded Theory handelt es sich bekanntlich um keine geschlossene, festgestellte Methodologie, sondern um einen Werkzeugkasten, dessen verschiedene Herangehensweisen an die Empi-

20 Damit wird das gesamte Feld der Bildanalyse bis hin zur Videographie vernachlässigt, das gerade auch für die ethnographisch-dispositivanalytische Feldforschung in ihrem Fokus auf die raum-zeitlich situierte An-/Ordnung der Dinge wichtige Möglichkeiten bietet. Ebenso wird hier nicht näher auf die Problematik der Transkription von Datenaufzeichnungen eingegangen, die als erster ‚Auswertungsschritt' in der Regel bereits eine für den Auswertungsprozess und die zu erzielenden Ergebnisse folgenreiche Reduktion der Datenkomplexität vornimmt.

rie für die eigenen Forschungsinteressen angepasst und adaptiert werden können (Strauss 1994). Allerdings fungiert der Begriff des Codierens generell mittlerweile als Sammelbegriff für eine Reihe von ähnlichen, operativ aber dennoch unterschiedlichen Verfahren des Umgangs mit Daten, bei denen nicht immer klar wird, ob es lediglich um ein paraphrasierendes oder zusammenfassendes Beschreiben des Dokumentierten, um die Motivlagen, die Intentionen der Subjekte hinter den dokumentierten Phänomenen vermuteten Ursache-Wirkungs-Ketten u.a.m. geht.

4.3.1 Codieren: Markieren, Paraphrasieren, Auslegen

Codieren – ganz allgemein formuliert – als Markieren von Textstellen mit Bezeichnungen (Codes) ermöglicht (im Sinne einer Verschlagwortung von Datentexten) das einfache Wiederfinden von Textstellen bis hin zu quantifizierenden Analysen von Häufigkeiten des Vorkommens jeweiliger Codes. Bei solchen Markierungsverfahren werden Texte zwar nicht systematisch ausgelegt bzw. gedeutet, gleichwohl erfolgen dabei interpretative Akte des Codierenden. Dabei besteht die Gefahr, solche Interpretationen gleichsam ad hoc vorzunehmen und womöglich interessante Daten zu übergehen – kurzum: mehr oder weniger unreflektiert den Relevanzen des Forschenden und nicht denen jenes Feldes zu folgen, das sich in dem untersuchten Text zum Ausdruck bringt.

Die zu solchen Markierungstechniken ähnlichen Verfahren des Paraphrasierens und der kategorienbasierten Strukturierung von Texten, wie sie die Qualitative Inhaltsanalyse entwickelt hat (Mayring 2007), beschreiben das Suchen, Finden und Kennzeichnen von Sinneinheiten mit Kurzformeln bzw. – entweder vorab definierten oder ‚aus den Daten' herausgearbeiteten – Kategorien. Entsprechend fungieren dabei entweder deduktiv abgeleitete oder induktiv entwickelte Kategoriensysteme als analytisches Ordnungsraster für die Daten. Auch dieses Vorgehen ist, im einen wie im anderen Fall, unhintergehbar ‚interpretativ', verzichtet aber auf extensives Auslegen von Sinneinheiten. Dabei ist insbesondere die Arbeit mit induktiv zu gewinnenden, nicht ‚sinn-rekonstruktiv' angelegten Kategoriensystemen interpretativ riskanter, weil sie auf den hermeneutischen Anspruch der systematischen Selbstreflexion der Auslegungspraxis, auf das Reflektieren der Voraussetzungen und Prinzipien des Verstehens, auf das Verstehen des Verstehens (Soeffner 2004: 63) verzichtet.

Codierverfahren im Sinne der *Grounded Theory* leiten die unmittelbare Arbeit mit den Daten an. Mit den Codierverfahren wird die technisch-praktische Vorgehensweise der Methode des ständigen Vergleichs umschrieben. Genauer formuliert: Die Codierverfahren sind Hilfsmittel, die dem analytischen Grundanliegen des ständigen Datenvergleichs und der Erfassung von Zusammenhängen in einer komplexen Struktur Orientierung geben. Das Codieren fordert eine wiederholte und intensive Auseinandersetzung mit den Daten ein. Dem zentralen methodologischen Ziel des Generierens datenbasierter, gegenstandsbezogener konzeptueller Theorien folgend, wird das Codieren begleitet von Reflexionsprozessen. Die Formulierung und Zuweisung von Codes ist daher nur ein Akt im Prozess der Konzeptualisierung der Daten. Sinnvolles Codieren ist ohne das *Schreiben von Memos*, d.h. einem sich selbst dokumentierenden Reflexionsprozess, in dem ein Abstraktionsvorgang (Theoretisierung der Daten) stattfinden muss (und eine Auseinandersetzung mit unterschiedlichen theoretischen Rahmungen sowie den Grundlagen des je eigenen Theoretisierens stattfinden kann), nicht denkbar. In diesem Reflexionsprozess wird auch über die möglichen Wege der fortgesetzten Datenerhebung nachgedacht und damit die in theoriebildender Absicht weitere Erhebungsstrategie (*Theoretical Sampling*) entwickelt.

Der Reflexionsprozess, der das *offene Codieren* – im Rahmen der Grounded Theory Methodologie unscharf auch als „Zeile-für-Zeile-Kodieren“ (Glaser 2011: 150) bezeichnet – begleitet, inspiriert auch die weitere Auswahl von Sinnabschnitten und eröffnet so Vergleichsmöglichkeiten. Während beim offenen Codieren das Dokument in seine Einzelteile zerlegt wird (analytischer Aspekt) und mögliche Zusammenhänge zu anderen Daten hypothetisch – zumeist in Form generativer Fragen – formuliert werden, werden beim axialen und selektiven Codieren Textstellen und Codes miteinander verglichen und zueinander in Beziehung gebracht (synthetisierender bzw. rekonstruktiver Aspekt). Beim *axialen Codieren* werden die sukzessiv herausgearbeiteten Codes (bzw. Kategorien) und ihre Dimensionen (Subcodes) hinsichtlich ihrer Verflechtungen und wechselseitigen Bezüge geprüft und mit entsprechenden neuen Codes gekennzeichnet bzw. zu Kategorien verdichtet, um so – zunächst noch möglichst eng an den Daten und damit an den Relevanzen des untersuchten Feldes – sukzessive möglichen Schlüsselkategorien auf die Spur zu kommen. Das *selektive Codieren* sucht dann im Wechselspiel mit dem axialen Codieren immer gezielter solche Verflechtungen und wechselseitigen Bezüge auf, um Schlüsselkategorien zu identifizieren, die gleichsam die mit ihnen verbundenen Kategorien analytisch aufschließen und so das (erklärende) Verstehen der entsprechend mit und in den Daten indizierten Phänomene ermöglichen. Das Verstehen der untersuchten Phänomene zielt letztlich auf die Entwicklung einer auf den Daten basierten, den Relevanzen des Feldes folgenden und in genau dieser Hinsicht gegenstandsbezogenen Theorie, indem die identifizierten Schlüsselkategorien in ihrer theoretischen Relevanz und Tragweite für das Untersuchungsfeld begründet und ausgelotet werden. Offenes, axiales und selektives Codieren sind nicht im strengen Sinne als Analyse-

‚Techniken‘ oder fertige Rezepte gedacht. Sie sollen der Kunst der Interpretation Orientierung geben. Codieren im Sinne der Grounded Theory ist also mehr als nur Markieren oder Subsumieren der Daten unter Codes und Kategorien. Codieren bezeichnet somit weniger einen Arbeitsschritt als vielmehr das Gesamtkonzept interpretativ-auslegender und -vergleichender Datenauswertung.

Adaptiert man dieses – für jegliche feldrelevante Daten einsetzbare – methodische Auswertungskonzept für die hier verfolgte *diskurs-/dispositivanalytische Perspektive*, so schließt sich folgende Überlegungen an: Das Prinzip des Codierens nach Grounded Theory verlangt in letzter Konsequenz eine feinanalytische – meint: Sinneinheit für Sinneinheit vorgenommene – Auslegung der Daten. Beim Codieren werden die Daten zu Codes konzeptualisiert, wobei in der Regel inhaltliche Aspekte der Daten fokussiert werden: Welche Auskunft geben sie bezüglich der untersuchten Phänomene? Gemäß dem Konzept-Indikator-Modell sollen die Daten als Indikatoren für das analysierte Phänomen gelten, die wiederum zu Konzepten (‚concepts‘ im Sinne von Begriffen) in ‚Theorie bildender‘ Absicht zu fassen sind. In einem diskurs-/dispositivanalytischen Kontext können die Codes über die tatsächlich in den Daten vorhandenen Ausprägungen hinaus auch hinsichtlich *möglicher Ausprägungen* erschlossen, d.h. dimensioniert, werden. Die interpretative Dimensionierung arbeitet also auch die möglichen Aspekte von Codes bzw. die möglichen Dimensionen von Kategorien heraus. Diese im Codierverfahren angelegte Analyseoperation, die in Richtung ‚Exploration‘ weist und sich gegen ‚Subsumtion‘ richtet, aber ungenutzt bleibt, wenn *offenes Codieren* als kondensierende Paraphrase und Begriffsmarkierung missverstanden wird, ist *diskurs-/dispositivanalytisch* bedeutsam. Denn mit ihr kann systematisch das Analyseziel der Rekonstruktion der Regeln des Sagbaren in den jeweiligen Wahrheitsspielen, ebenso die Regeln des Sichtbaren wie des Machbaren verfolgt werden, weil so neben dem Gesagten (in seinen verschiedenen Ausprägungen) auch das Ungesagte, neben dem Gezeigten auch das Nicht-Gezeigte, neben dem Getanen auch das Nicht-Getane erschlossen werden kann. Insofern geht es um die empirische Erschließung der *Wahrnehmungs-, Sagbarkeits-/Sichtbarkeits- und Machbarkeitsräume* in einem gegebenen Feld mit seinen jeweiligen, raumzeitlich situativen Aktualisierungen.

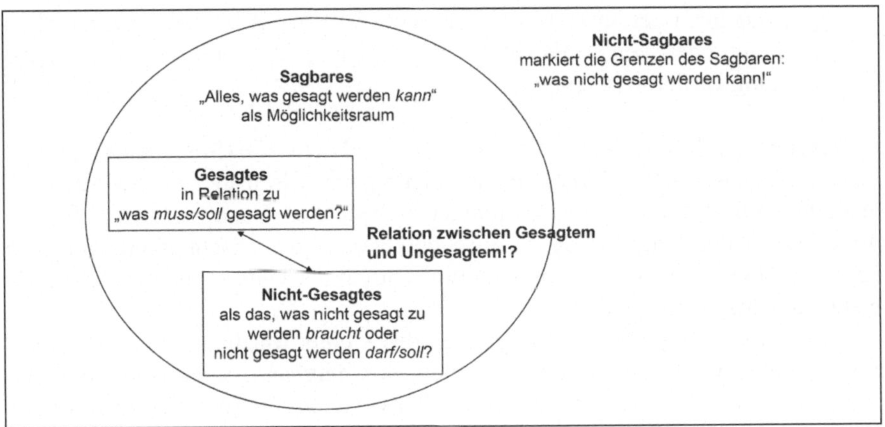

(Quelle: Eigene Darstellung)

Abbildung 8: Diskurs-/Dispositivanalytische Dimensionierung – am Beispiel: ‚Sagen'

Diskurse als ‚das Gesagte', als regelhafte Praxis der Aussagenproduktion (und der entsprechenden Sprecherpositionen) operieren – exemplarisch analytisch konkretisiert – entlang des Zusammenspiels folgender Unterscheidungen (vgl. Bührmann/ Schneider 2008; Abb. 8):

- der Unterscheidung zwischen dem Gesagten im Sinne einer ‚Positivität der Aussage' und dem Ungesagten als dem Nicht-Auftreten einer Aussage;
- der Unterscheidung zwischen dem Sagbaren, aus dessen Möglichkeitsraum einer Diskursformation als diskursives ‚Innen' sich das Gesagte speist, und dem Unsagbaren, das die Grenze zum diskursiven ‚Außen' markiert als das, was nicht in der einen, sondern nur in einer anderen Diskursformation als sagbar erscheint bzw. gesagt werden könnte;
- der Unterscheidung zwischen dem zu Sagenden und dem nicht zu Sagenden – hier verstanden als normative Aussageforderungen bzw. Aussageverbote. Denn schließlich darf nicht alles, was sagbar ist, gesagt werden, und auch nicht alles, was sagbar ist, braucht gesagt zu werden. Hier sind also verschiedene Ausprägungen des Ungesagten, des nicht zu Sagenden und des Unsagbaren, im Verhältnis zum Gesagten zu beachten: Was aufgrund eines Aussageverbots nicht gesagt werden darf; was als Aussagemöglichkeit gar nicht ‚verfügbar' wäre; und schließlich das, was kollektiv gewusst als das

gilt, was nicht gesagt zu werden braucht (weil es z.B. als selbstverständlich erscheint, oder weil es als Gesagtes – gegenüber dem ‚bloßen Tun' – seine Wirkung verlieren könnte etc.).

Neben der Differenz zwischen dem Was und dem Wie (Sprechen als performativer Akt), wären bei dieser Dimensionierung analytisch auch der institutionelle Kontext mit den jeweiligen Rahmungen zu bedenken. Vor allem aber ließe sich diese Dimensionierung analog für die Sichtbarkeits- und Machbarkeitsräume im Feld vornehmen – insbesondere auch hinsichtlich der Unterscheidung des Getanen/Gemachten oder des Erlittenen.

Zu diesen Möglichkeitsbedingungen des – unter Machtaspekten zu fassenden – Sagbaren ebenso wie des Gesagten, des Zeigbaren, ebenso wie des Gezeigten, des Machbaren und des tatsächlich Getanen, die im Zuge des offenen Codierens zu identifizieren sind, können in begleitenden Memos Hypothesen, theoretisch oder empirisch begründete Annahmen, generative Fragen etc. zu den jeweils dahinter stehenden Aussageregeln formuliert werden. Diese gilt es dann im Fortgang des Forschungsprozesses sukzessive zu entwickeln, zu prüfen, zu revidieren. Dementsprechend besitzt der offene Codierprozess auch eine hohe Bedeutung für das Theoretical Sampling bei der Datengewinnung, weil die offene Codierung der Unterscheidung des Gesagten und Ungesagten Analysehinweise liefert, zu denen dann dezidiert Daten gesucht werden können. Die Dimensionierungen des Ungesagten eröffnen gleichsam ‚Suchfunktionen' sowohl für die noch zu erhebenden Daten im Feld als auch für die konkrete Suche nach Textstellen in bereits vorhandenen Datentexten. Diese Suchfunktionen im offenen Codierprozess verweisen also einerseits zurück in die Phase der Datenerhebung und andererseits voraus in das axiale Codieren. So liefert also bereits das offene Codieren erste Indizien zur Beantwortung der Frage nach den Ausschlusskriterien (was-nicht-gesagt-werden-kann bzw. -darf), nach den ermöglichenden Bedingungen dessen, was gesagt werden kann oder gar muss usw. Diese Bedingungen, Kriterien, Regeln beziehen sich letztlich auf die Un-/Wahrscheinlichkeit, dass etwas so-und-nicht-anders gesagt wird – und erhellen damit schon im Prozess des offenen Codierens das, worauf die dispositivanalytische Forschungspraxis zielt: Die Rekonstruktion der diskursiven Praktiken, die ein Aussagefeld konstituieren und damit eine Wissensordnung prozessieren, in ihrem Verhältnis zu den nichtdiskursiven Praktiken, den damit einhergehenden Vergegenständlichungen und Subjektivationen.

Zentral ist dabei, dass der dispositivanalytisch orientierte Interpretationsstil beim Codieren nicht darauf festgelegt ist, sofort Vieldeutigkeiten, Uneindeutigkeiten und Widersprüchliches interpretativ zu reduzieren. Ganz im Gegenteil:

Erstens ist der Grad an (beanspruchter) Vernehmbarkeit (bzw. Sichtbarkeit) oder erkennbarer Unvernehmlichkeit (Unsichtbarkeit) eine wichtige Äußerungsqualität. Zweitens geht es beim *offenen* Codieren nicht um die Formulierung von mehr oder weniger wahrscheinlichen Hypothesen über die (impliziten) Konventionen zu nicht-/diskursiven Praktiken, sondern um eine möglichst breite Ausleuchtung und ‚Vermessung' des Feldes anhand unterschiedlicher, gegensätzlicher und quer zueinander liegender Annahmen und Thesen zu den hierbei wirksamen Regeln. Erst in der weiteren Analyse geht es dann um die systematische Überprüfung dieser hypothetisch formulierten Regeln des Sagbaren, Sichtbaren, Machbaren. Ob sich die Regeln der Wahrheitsspiele dann tatsächlich empirisch erkennbar stabil reproduzieren (Regelhaftigkeit) oder mehr oder minder spontan verändern (Ereignishaftigkeit), woher die jeweiligen Wahrheitsspiele Impulse ihrer Transformation beziehen – ob aus diskursimmanenten Gründen, von interdiskursiven Effekten oder durch nicht-diskursive Ereignisse, warum sich bestimmte ‚Wahrheiten' durchsetzen, ‚wirk-mächtig' werden und andere ‚Wahrheiten' unausgesprochen bleiben, oder wieder andere, trotzdem sie ausgesprochen sind, unwirksam bleiben… – all dies sind empirisch zu bearbeitende Fragen, aus deren Klärungen dann diskurs- bzw. dispositivtheoretische Folgerungen gezogen werden können.

Beim *axialen Codieren* werden die im Feld rekonstruierten und für die Fragestellung (theoretisch begründbar) relevanten Kategorien näher ausgeleuchtet. Ziel ist der – in Relation zum offenen Codieren – zunehmend systematisch vorzunehmende Abgleich von Äußerungen zum selben Thema, zum selben Phänomen, um die Dimensionen, damit auch die Heterogenität des Gesagten sowie die dahinter wirksamen Regeln des Sagbaren, Sichtbaren, Machbaren und damit letztlich die Komplexität der Wissensordnung zu erschließen. Darauf aufbauend werden durch das *selektive Codieren* nach und nach die Schlüssel- bzw. Leitkategorien erschlossen und ihre Beziehungen zu anderen Kategorien mit Blick auf die zu entwickelnde gegenstandsbezogene Theorie rekonstruiert. Aus Sicht einer rekonstruktiven Methodologie, die von der Unvermeidbarkeit interpretativer Akte zu den Konstrukten 1. Ordnung (aus dem Feld kommend) mit dem Ziel der Gewinnung von Konstrukten 2. Ordnung (vom Sozialforscher ‚konstruiert') im Forschungsprozess ausgeht, ist hier allerdings anzumerken: In der Regel werden wohl nicht nur eine, sondern – je nach Erkenntnisinteressen und theoretischen Rahmungen – mehrere mögliche Schlüsselkategorien rekonstruierbar sein. Für den diskursanalytischen Bereich gilt, dass beide Schritte – axiales und selektives Kodieren – zuerst in Bezug auf einen Text und dann auf ähnliche Texte derselben Textart (bzw. desselben Diskursniveaus) angewendet werden. Denn nur so können Textarten und die spezifischen Diskursniveaus bzw. -arenen, in denen diese Textarten eingesetzt werden, als distinkte Sagbarkeitsfelder ihrer jeweiligen Regelhaftigkeit erschlossen werden. Im Anschluss werden Äußerungen unterschiedlicher Textarten bzw. dieselben Textarten kontrastiert, um feststellen zu können, ob in anderen Textarten/Diskursarenen dieselben Themen diskursiv anders prozessiert werden. Ähnliches ließe sich auch für verschiedene Handlungsfelder bzw. institutionelle Kontexte im Rahmen einer Dispositivanalyse anwenden.

Auf der Grundlage der skizzierten Überlegungen kann das im Rahmen des Codierprozesses nach Grounded Theory vorgeschlagene Codierparadigma für seinen diskurs-/dispositivanalytischen Einsatz entsprechend angepasst werden (vgl. Abb. 9).

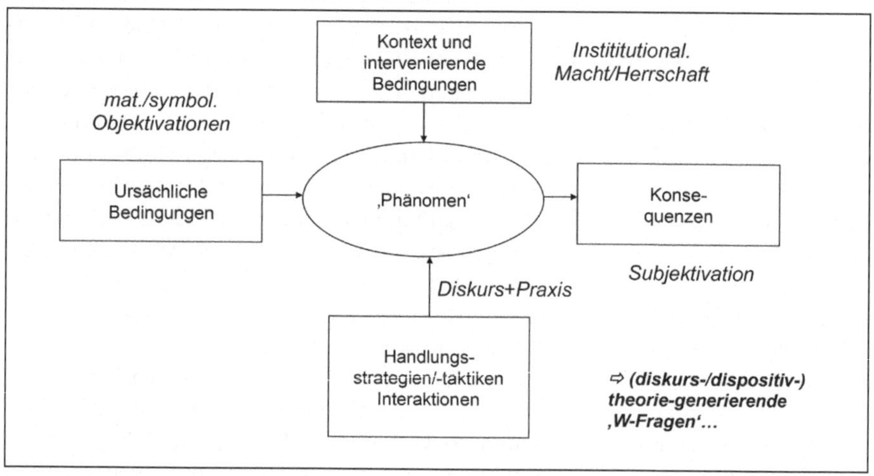

(Quelle: Eigene Darstellung, in Anlehnung an Böhm und Strauß in Flick, U. (2000: 479))

Abbildung 9: Diskurs-/Dispositivanalytisches Codieren – Codierparadigma

Die ‚Übersetzung' des Codierparadigmas würde dann bei dem betrachteten Phänomen nach der Relevanz der vorfindbaren symbolischen und materialen Objektivationen, nach den diskursiven und nicht-diskursiven Praktiken und den jeweils rahmenden, institutionalisierten Machtrelationen und Herrschaftsstrukturen fragen. Die analytische Zielvorgabe wäre die Beantwortung der Frage nach Subjektkonstitution: Welche Subjekte resultieren aus Bedingungen und Praktiken, die das Phänomen kennzeichnen? Die dabei als Hilfsmittel einzusetzenden W-Fragen wären dann exemplarisch im Sinne von diskurs-/dispositiv-theorie-generierenden Fragen wie folgt abzuändern:

- Was? Worum geht es hier? Welches Phänomen wird angesprochen? Was, welche Wirklichkeitsdefinition wird hier als wahr konstituiert und welches Phänomen wird dadurch als ‚wirklich' gesetzt?
- Wer? Welche Personen, Akteure sind beteiligt? Welche Rollen spielen sie dabei? Welche Akteure werden als Disponierte, welche als Disponierende gesetzt?
- Wie? Welche Aspekte des Phänomens werden angesprochen (oder nicht angesprochen) Was sind die Wahrnehmungs- bzw. Sagbarkeits-, Sichtbarkeits-, Machbarkeitsräume, die das Phänomen kennzeichnen?
- Wann? Wie lange? Wo? (Zeit, Verlauf, Ort) Welche raum-zeitliche Situierung ist erkennbar (z.B. als heterotoper Raum etc.)?
- Wie viel? Wie stark? Was sind die Machtwirkungen?
- Warum? Welche Begründungen werden gegeben oder lassen sich erschließen? Wozu? In welcher Absicht, zu welchem Zweck? Welche Legitimationen werden aufgrund von welchen Kriterien als wahr, als gültig akzeptiert?
- Womit? Mittel, Taktiken und Strategien zum Erreichen des Ziels? Nicht nur womit, sondern wer erreicht aufgrund von was Ziele, die von wem oder was definiert werden?

4.4 Zusammenfassung: Anmerkungen zur Rolle/Person des Forschers

Sicherlich gilt für die ethnographische Forschung (im Vergleich zu anderen qualitativen Methoden) am deutlichsten, dass der Forscher nicht nur wissenschaftlich kompetent sein und über umfassende Methodenkenntnisse verfügen sollte, sondern vor allem auch ‚mit Menschen umgehen' können muss – und zwar vor allem mit solchen, die eben gerade nicht ‚seinesgleichen' sind – d.h. eben nicht über ähnliche lebensweltliche Erfahrungen verfügen wie er.

Vor diesem Hintergrund muss der Sozialforscher, wenn er ins Feld geht, für sich mindestens folgende Fragen klären (Honer 2012b: 31[21]):

- Wer bin ich im Feld?
- Was setzt mir zu, was beschäftigt mich, was lenkt mich ab?
- Was fällt mir auf – und zwar ganz konkret?
- Was hat das, was mir auffällt, mit meiner Rolle, meinem Standort, meinem (mangelnden) Abstand, also meiner Perspektive zu tun?

---

21 Die Fragen wurden von Michaela Pfadenhauer – auf der Basis von Anne Honers Forschungsnotizen zu einer Feldforschung beim Kölner Amt für Statistik und Einwohnerwesen – in einem Vortrag auf den 3. Fuldaer Feldarbeitstage 2011 referiert und finden sich in einer einleitenden Fußnote zu dem genannten Beitrag.

- Was interessiert mich warum?

Neben der mit diesen Fragen einhergehenden Fähigkeit zur kritischen Selbstreflexion, die umso notwendiger ist, als sich der Forscher mit seinen Felderfahrungen selbst als zentrale Datenquelle nutzt, braucht es noch: Amoralität – gemeint ist (im Sinne einer radikalisierten Werturteilsfreiheit) die Bereitschaft, seine „eigenen Moralen wenigstens zeitweise auszuklammern“ (Honer 2012: 21 f.). Andererseits ist umgekehrt von zentraler Bedeutung, sich den Verpflichtungen und Vertrauensvorgaben im Feld – gerade wenn es um existenzielle Grenzproblematiken wie Sterben und Tod geht – zu öffnen (Pfeffer 2005) und keinen Vertrauensbruch zu provozieren. Z.B. ist es wichtig, wenn nicht offen und von allen konsentiert mit technischen Aufnahme- und Dokumentationsgeräten gearbeitet wird, eher auf das traditionelle Medium der Erstellung von schriftlichen Feldnotizen zurückzugreifen und dabei genau zu prüfen, in welchen Situationen das Schreiben solcher Notizen wie und wann möglich ist oder besser unterlassen werden sollte (um bspw. später, nach Verlassen der Situation das Notieren nachzuholen) (Dreßke 2005: 238).

Marcel Mauss gab seinen Studenten unter dem Stichwort ‚subjektive Schwierigkeiten‘ offenbar folgenden Ratschläge für das Bewältigen ihrer Aufgabe der ‚intensiven Ethnographie‘, die in ihrem Tenor zweifellos noch heute zu beherzigen sind:

> „Nicht glauben, dass man weiß, weil man etwas gesehen hat; keinerlei moralische Wertung einbringen. Sich nicht wundern. Nicht in Zorn geraten. In und von der einheimischen Gesellschaft zu leben versuchen. Die Aussagen sorgfältig wählen.“ (Mauss 2013: 49)

5 Exemplarische empirische Befunde des ethnographisch-dispositivanalytischen Blicks

In den folgenden Abschnitten sollen ausgewählte empirische Beispiele die Auswertung und mögliche Interpretationen aus ethnographisch-dispositivanalytischer Perspektive illustrieren. Die Auswahl der Beispiele fokussiert das Sterben zuhause, in den eigenen vier Wänden, und richtet sich im ersten Teil auf die Praxis der ambulanten Hospizarbeit, indem das institutionelle Setting der ambulanten Hospizarbeit in Bezug zu den privaten lebensweltlichen Bezügen der Patienten und Angehörigen gesetzt wird. Ergänzend und vertiefend folgt ein zweiter Teil, der im Kontext von SAPV die Thematik der Sterberäume/Sterbedinge in der privaten Lebenswelt des Zuhauses, die zur Sterbenswelt wird, in den Blick nimmt.

5.1 Ambulante Hospizarbeit und Sterben an einem besonderen Ort: dem ‚Zuhause'

5.1.1 Zur Praxis der Ambulanten Hospizarbeit – 1. Annäherung: Wo wird begleitet und gestorben?

Eine 2007/2008 bundesweit durchgeführte quantitative Erhebung bei Ambulanten Hospizdiensten zeigte[22]: Ambulante Hospizarbeit erfüllt das, was ihr Anspruch ist – sie ermöglicht ein Sterben zuhause. Der überwiegende Teil der ambulanten Sterbebegleitungen findet in den eigenen vier Wänden des Patienten statt und kann auch dort beendet werden (vgl. Abb.10). Bei den konkreten Sterbeorten werden am häufigsten die Privatwohnungen der Patienten, am zweithäufigsten Alten- oder Pflegeheime genannt, die für die Betreffenden – aus einer Außensicht mitunter auch als ‚Insassen' bezeichnet – im Sinne einer vertrauten, sicheren Umgebung in der Regel ebenfalls als ‚zuhause' gelten. Somit ist Hospizarbeit ein entscheidender Schlüssel dafür, Menschen das von ihnen erhoffte Sterben dort, wo sie sich ‚zuhause' fühlen, zu gewährleisten.

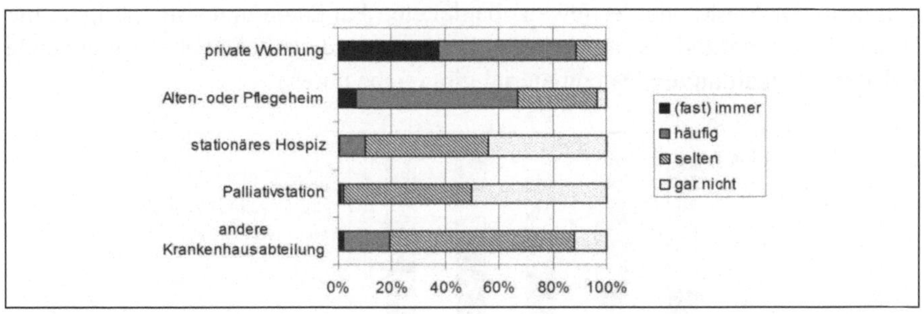

(n max. 381)

(Quelle: Hayek/Pfeffer/Schneider (2009: 118))

Abbildung 10: Ambulante Hospizarbeit – Überwiegender Begleitungsort

22 Die folgenden Befunde stammen aus einer vom Verfasser von 2006-2008 durchgeführten, von der Deutschen Krebshilfe geförderten und vom DHPV unterstützten empirischen Untersuchung, die acht bundesweit ausgewählte Ambulante Hospizdienste ethnographisch untersuchte. Ergänzend erfolgte eine quantitative Analyse auf der Basis von 2.084 Fragebögen von Ehrenamtlichen, 517 Fragebögen von Hauptamtlichen sowie 404 Einrichtungsfragebögen aus insgesamt 1.084 bundesweit angeschriebenen Ambulanten Hospizdiensten (Hayek/Pfeffer/Schneider (2009).

Doch es gibt unterhalb solcher Durchschnittswerte auch Unterschiede: So ist ein zuhause begleitetes und auch dort zum Ende kommendes Sterben umso wahrscheinlicher, je höher der Organisationsgrad des betreuenden Dienstes ist. Dieser Zusammenhang lässt jedoch keineswegs simple Rückschlüsse auf unterschiedliche Qualitäten in der Begleitungspraxis zu (z.B. ‚je ehrenamtlicher, umso schlechter und je professioneller, desto besser‘), sondern liefert bei genauerer Auswertung vielmehr erste Hinweise zur *Relevanz des institutionellen Kontextes* bzw. zur *raum-zeitlichen Situierung* von Sterbebegleitung.

Infolge der regionalen Verteilung der Organisationsformen von Diensten – ‚auf dem Land‘ sind derzeit deutlich mehr rein ehrenamtliche Dienste mit weniger verfügbarer Versorgungs-Infrastruktur zu finden – ist einerseits die Wahrscheinlichkeit, zuhause begleitet zu werden und auch dort zu sterben, in ländlichen Regionen tendenziell geringer als in städtischen Regionen. Andererseits führt wiederum das Vorhandensein von stationären Hospiz-/Palliativeinrichtungen – zumal in der Endphase der Begleitung – tendenziell zu mehr Hospitalisierung.

Solche nur kurz angedeuteten ‚feinen Unterschiede‘ sind der Effekt des Zusammenspiels der Organisationsstruktur der Dienste, der jeweiligen regionalen Infrastrukturen sowie der sozialen und kulturellen Faktoren ‚vor Ort‘ – und letztlich auch der Merkmale der jeweils begleiteten Patienten und Angehörigen, die leider nicht quantitativ erfasst werden konnten, zu denen es aber entsprechende Indizien im qualitativen Datenmaterial gibt (siehe unten).

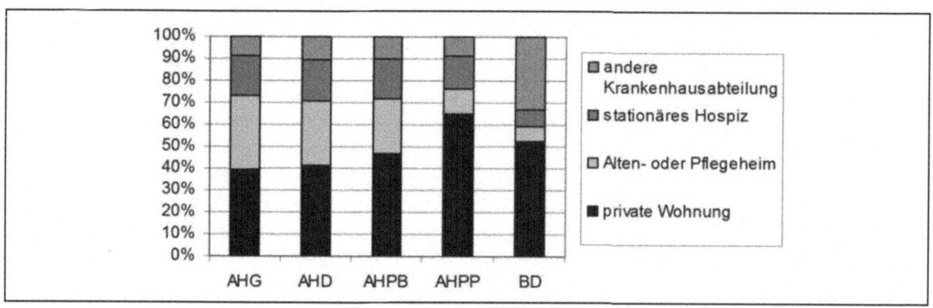

(n max. 349); AHG = Ambulante Hospizgruppe; AHD = Ambulanter Hospizdienst; AHPB = Ambulanter Hospiz- und Palliativberatungsdienst, AHPP = Ambulanter Hospiz- und Palliativ-Pflegedienst; BD = Brückendienst

(Quelle: Hayek/Pfeffer/Schneider (2009: 124))

Abbildung 11: Ambulante Hospizarbeit – Sterbeort der Begleiteten nach Organisationstyp

5.1.2 Zur Praxis der Ambulanten Hospizarbeit – 2. Annäherung: Zur ‚raumzeitlichen Privatheitsproblematik' von ambulanter Hospizarbeit

Verfolgt man diese Indizien zu diesem Zusammenhang genauer, ist im ethnographisch gewonnenen Datenmaterial zu erkennen, dass hierbei die *Perspektive der Angehörigen und Patienten* von besonderer Bedeutung ist und ein wichtiger Schlüssel hierfür bei der Frage nach dem Erstkontakt liegt. So berichten zunächst die Dienste, dass der Erstkontakt zwischen Patienten/Angehörigen und Hospizdienst am häufigsten durch die Angehörigen hergestellt wird, während Patienten selbst in deutlich geringerem Ausmaß die Erstanfrage an den Dienst richten. Auch das Alten- oder Pflegeheimpersonal ist häufig direkt in den Erstkontakt involviert, indem es die Verbindung zum ambulanten Dienst aufbaut. An letzter Stelle bei dieser Vermittlerfunktion stehen schließlich Haus- und Fachärzte. Oft spielen auch Informations- und Vermittlungshinweise seitens anderer Personen (aus dem Verwandten- oder Bekanntenkreis), anderer Fachstellen usw. eine Rolle. In diese Richtung deutet auch die ebenfalls abgefragte und quantitativ nicht unbedeutende Kategorie ‚Andere', unter der Personen wie Pfarrer, Pastoren, Seelsorger, Freunde und Nachbarn genannt wurden, was auf die nicht zu unterschätzende Relevanz solcher Personengruppen als Multiplikatoren und Gewährsleute für die Anbahnung von Erstkontakten zwischen Klienten und Hospizdienst hinweist.

Als weiterer wichtiger Aspekte ist zu nennen: Der häufigste Grund für das Aufsuchen eines Hospizdienstes ist eine *akute Versorgungsnotlage*, selten ist eine vorausschauende Planung ohne eine akute Notlage für die Hospizakteure erkennbar. Und: Die Dominanz einer akuten Notlage geht einher mit einem offenbar immer noch recht problematischen *Bild von ‚Hospiz'*, welches die haupt- wie ehrenamtlichen MitarbeiterInnen bei den Klienten wahrnehmen: „Wenn Hospiz kommt, geht es in Kürze ans Sterben!" Mit dieser Gleichung sehen sich die HospizmitarbeiterInnen seitens der Klienten am häufigsten konfrontiert, gepaart mit recht diffusen, als wenig realistisch eingeschätzten Vorstellungen zu dem, was die ‚Sterbeexperten' überhaupt anbieten können. In den ethnographischen Feldstudien wurden – insbesondere auch in den Interviews und Gesprächen mit Patienten und Angehörigen – sowohl die Informationsdefizite zum Angebot von Hospizarbeit als auch diese problematische symbolische Rahmung von ‚Hospiz' deutlich. Patienten und Angehörige wussten nach eigenem Bekunden in der Regel vor der Begleitung gar nichts mit ‚Hospiz' anzufangen, manchmal kondensierte sich das vorhandene Wissen allein in der Vorstellung einer ‚irgendwie gearteten Hilfe für Sterbende'. Vereinfacht zusammengefasst: Es sind die Angehörigen, die aufgrund von verschiedenen Hinweisen häufig bei akuten Notlagen den Kontakt zum Hospizdienst herstellen, kein oder nur diffuses Wissen von dem haben, was Hospiz ist, aber die Vorstellung dominiert: Hospiz = Sterben!

Vor allem aus Sicht der Angehörigen ist es jedoch keineswegs von vornherein klar, dass die Patienten – gemäß dieser Gleichung – schon als ‚Sterbende' zu betrachten sind. Damit wird für die Klienten der Kontakt mit dem Hospiz zu einem schwierigen, mit Ängsten und Vorbehalten besetzten ‚Statusübergang' zum eigentlichen Sterben. Die kulturelle Engführung der Hospizarbeit als ‚Arbeit für Sterbende'(!) macht aus ihrer Sicht durch die Außendefinition, durch die machtvolle Definition der Institution bzw. der Organisation ‚Hospiz' den (noch?) Schwerstkranken (schon!) zum Sterbenden, so wie das Kind gleichsam automatisch durch die Einschulung – durch die Definitionsmacht der Institution Schule – zum Schüler wird. Und diese befürchtete Umdefinition erfolgt häufig zum Zeitpunkt einer akuten Versorgungsnotlage, bei der das Bestreben der Patienten und Angehörigen womöglich gerade darin liegt, die Situation in den Griff zu bekommen, sie nach Möglichkeit zu ‚entdramatisieren', zu entspannen, wieder offener gestalten zu können.

Diese symbolische Hürde, die eine frühzeitige Kontaktaufnahme zum Hospizdienst deutlich erschwert, erscheint umso bedeutsamer, als – wie eingangs schon benannt – vor allem Angehörige eine große Rolle bei der Kontaktaufnahme spielen. Und gerade hier kommt nun in der ambulanten Hospizpraxis in mehrfacher Hinsicht ‚der Ort' – besser: die *‚Verörtlichung' dieses Geschehens* – ins Spiel. Denn es gibt weitere symbolische Hürden, die auf spezifische Weise mit dem Ort ‚Zuhause' zusammenhängen.

Bislang wurde so argumentiert, als würde die private Welt, die mit dem Hospizdienst in Kontakt tritt, für sich allein stehen, als würde sie vor der Wohnungstür aufhören. Aber das ist bekanntlich nicht so und das macht die Sache noch komplizierter. Private Räume sind als Lebenswelten in weitere sozial-räumliche Beziehungsgefüge eingebettet: Beispielsweise in den Kreis der Verwandten und Freunde oder die Nachbarschaft. Und das spielt ebenfalls für die Art und Weise, welche Hilfe man sich legitimer Weise wann holt, eine Rolle. Das, was man sich wünscht oder als legitimierbar und damit wünschbar zu denken wagt, hängt ganz wesentlich von der sozialen Einbettung, von den eigenen lebensweltlichen Bezügen ab.

Durch einen entsprechenden analytischen Vergleich im qualitativen Datenmaterial entlang der Achse *Stadt-Land* wurde eine wichtige Differenz erkennbar: Da die soziale Kontrolle in dörflich-ländlichen Strukturen z.B. seitens der Nachbarschaft, Freunde, Bekannten etc. größer ist als in Städten, ist es insbesondere für die Angehörigen von Belang, wen man sich wann als Hilfe ins Haus holt und somit das Sterben zuhause durch externe Hilfen gestaltet. Deswegen berichten Hospizdienste im ländlichen Raum, die dort Ehrenamtliche einsetzen, von hohen Hürden bei Kranken und Angehörigen, den Hospizdienst einzuschalten. Dies liegt nicht nur an der schon oben erwähnten Angst, durch den Kontakt mit dem Hospizdienst als ‚Sterbender' zu gelten bzw. den Betreffenden dadurch zum ‚Sterbenden' zu machen. Vielmehr spielt hier die besondere Begründungsbedürftigkeit externer Hilfe im Privaten eine Rolle. In Sozialgefügen mit großer sozialer Kontrolle gilt es zwar als statthaft, sich ‚Spezialisten' von außen zur Hilfe zu holen. Spezialisten bringen das ein, was eine Familie im konkreten Fall nicht leisten kann: z.B. elaboriertes Wissen und erprobte Technik in Symptombehandlung und Pflege. Das Hinzuziehen von Spezialisten kann deshalb als besondere Fürsorge gedeutet werden, denn von den Spezialisten wird etwas eingebracht, das die Familienmitglieder nicht zur Verfügung stellen können, aber als nötig ansehen. Ehrenamtliche hinzu zu ziehen, ist dagegen problematischer. Sie verfügen nicht per se über größere Kompetenzen als die Familienmitglieder, sondern sind im Gegensatz zu den Familienmitgliedern zunächst ‚nur' von der unmittelbaren und dauernden Situationsbewältigung entlastet und können gerade deshalb die Familie entlasten. Von außen, vom sozialen Umfeld, her betrachtet kann gerade das aber als ein von den Angehörigen gewünschtes ‚Entpflichten' gedeutet und negativ bewertet werden. Damit sehen sich Familienangehörige mit der – tatsächlich gestellten oder auch nur antizipierten – Frage konfrontiert, warum denn die Alltagskompetenz der Familienmitglieder für die Versorgung des Kranken nicht ausreiche. Die unterschiedliche Organisation von Wissen und Können – hier Spezialwissen und besonderes Können von Experten, dort generalisiertes Alltagswissen und Alltagskompetenz von Laien – schlägt sich in der sozialen Begründbarkeit von Hilfe nieder. Gleichermaßen konstituieren sich damit auf symbolischer Ebene unterschiedliche Subjekte: Auf der einen Seite steht der ‚gute Angehörige', der ‚seinem Sterbenden' alles an Hinwendung, Fürsorge und Aufmerksamkeit zukommen lässt, die er resp. sie für ein gutes Sterben geben kann, noch dazu ergänzt um die Organisation von professioneller Hilfe und Expertise dann, wenn es um die Bewältigung akuter Krisen- und Notfallsituationen geht. Dem gegenüber steht der ‚schlechte Angehörige', der Entlastung für sich in der alltäglichen Mühsal seiner Sterbendenbetreuung sucht. Vor dem Hintergrund solcher Situationsdefinitionen und Rahmungen (im Sinne *lokaler Kulturen des Helfens und des Sterbens*) bestimmt weniger die Bedürfnislage des Patienten oder der Angehörigen die Ausgestaltung der privaten Sterbenswelten, was an Hospizhilfe akzeptiert werden kann, sondern die jeweils ‚vor Ort' geltende Wissensordnung – hier ‚die private Beziehungswelt' in ihrer soziokulturellen Einbettung.

Dabei wurde in den Daten auch deutlich, dass insbesondere in der ambulanten Hospizarbeit Patienten und Angehörige eine doppelte Unsicherheit aufwiesen: Zum einen nicht nur hinsichtlich dessen, was sie insgesamt vom Dienst, sondern vor allem von den Ehrenamtlichen erwarten durften, zum anderen, wie die Beziehungen zu den Ehrenamtlichen zu gestalten sind. Aus dieser doppelten Unklarheit resultierte – so zeigen insbesondere die hierzu geführten Interviews – die Schwierigkeit, überhaupt konkrete Wünsche und Erwartungen an die Begleitung zu formulieren.

In anderen Hilfebeziehungen rund um die Krankheit und Pflege haben die Betreuten üblicherweise eine Vorstellung, wie die beteiligten Akteure miteinander umzugehen haben und was sie voneinander erwarten können. So sind z.B. in der Arzt-Patienten- oder Pflegekraft-Patienten-Beziehung die legitimen Erwartungen, gültigen Normen und daraus abzuleitenden Pflichten der Beteiligten im Wesentlichen klar. Für Professionelle gibt es aus Sicht der Betreuten einen festen Status, auch wenn nicht immer bis ins Letzte klar sein mag, was die dazugehörige Rolle eigentlich ausmacht. Merkmale einer allgemeinen Rollenzuschreibung für Professionelle sind aber z.B. das Vorhandensein spezifischen Wissens und Könnens, das sich vom Alltagswissen und -können unterscheidet. Ebenso die Zuständigkeit eines Professionellen für einen umschriebenen Problembereich und die Tatsache, dass der Professionelle für seine Tätigkeit entlohnt wird. Wesentlich ist aber auch, dass ein Professioneller weder tatsächlich noch potentiell dem Privatbereich, der privaten Welt des Betreuten zuzurechnen ist.

Diese recht klaren Rahmenbedingungen der Beziehungsgestaltung zwischen Betreuten und Professionellen fehlen für die Ehrenamtlichen. Sie kommen in einen Zwitterstatus: Einerseits als Vertreter einer Einrichtung, andererseits unbezahlt, aus freien Stücken und persönlicher Überzeugung. Die Rolle als ‚Mitmensch' ist diffus und bietet – durchaus beabsichtigt – Anschlussmöglichkeiten an das private Leben. Damit eröffnen sich für Patienten und Angehörige aber auch unterschiedliche Reziprozitätsvorgaben. Während Professionelle ihre Arbeit in einem umschriebenen Problembereich im Rahmen ihres Berufes leisten und das Engagement damit ‚abgegolten' ist, erzwingen Beziehungen, die dem Privatbereich zuzuordnen sind, einen sensiblen *Umgang mit Gaben und Gegengaben*. Das aus der Kulturanthropologie bekannte Prinzip des ‚Gabentausches' zeigt, welche wichtige Rolle die Praxis von Gabe und Gegengabe bei Besuchen von Gästen spielt, weil damit die jeweilige soziale Beziehung zwischen zunächst fremden, dann bekannten und schließlich miteinander sozial verbundenen Menschen zum Ausdruck kommt. Insofern, als die geleistete, besser: dargebrachte Hilfe von ihrem Empfänger als Gabe gedeutet wird, enthält sie sowohl den Zwang zur Akzeptanz wie gerade in ihrer Selbstlosigkeit die unmissverständliche Aufforderung zur Gegengabe. Die Beziehung muss im Gleichgewicht gehalten werden, indem eine Gabe – z.B. eine Einladung zum Essen, die Hilfe beim Umzug oder eben die Hilfe in einer schwierigen Lebenssituation – idealerweise mit einer entsprechenden Gegengabe beantwortet wird. Hier geht es nicht um eine 1:1 Aufrechnung, dennoch darf der eine dem anderen nichts schuldig bleiben – was immer dabei zueinander in Relation gesetzt werden mag (Arbeit gegen Liebe, Anerkennung gegen Fürsorge usw.). Aus der Perspektive des Klienten im Kontext von Hospizarbeit lautet die soziale Norm des Gabentausches hier: Dieser Gast, der mir zu Hause wertvolle Hilfe bringt, darf dafür etwas erwarten – und das bin ich mir selbst schuldig!

Dieses Wissen um Gaben und Gegengaben im privaten Raum macht es für Patienten und Angehörige schwierig, im privaten Raum in einer quasi-privaten, zumindest aber nicht professionell gerahmten Beziehung Erwartungen zu formulieren, Leistungen zu fordern.

Hier ist ein wichtiger Unterschied zu der Sterbendenbegleitung ‚an einem anderen Ort' – in der stationären Arbeit – zu sehen. Kommt ein Patient in eine Institution, z.B. in ein Krankenhaus, auf eine Palliativstation oder in ein stationäres Hospiz, dann gelten für den Patienten die Regeln der jeweiligen Institution und die Rahmung als professionalisierte Einrichtung. Geht die (professionalisierte) Institution aber dorthin, wo die symbolische Ordnung des Privaten gilt, wird das Geschehen für die Institution uneindeutig und weniger steuerbar. In der ambulanten Hospizarbeit gelten – latent oder manifest – die Regeln, die – latent oder manifest – für die *Privatheit der Betreuten* kennzeichnend sind. Und ein Merkmal dieser Privatheit ist eben eine ‚eigensinnige' Reziprozitätsordnung, eine Ordnung von Geben und Nehmen, Gabe und Gegengabe, die die private Welt von einer professionellen Welt unterscheidet und ggf. auch unterschiedliche Privatwelten voneinander trennt.

5.1.3 Ein kurzes Zwischenfazit:

Ambulante Betreuungsformen unterscheiden sich grundsätzlich von stationären (klinischen, hospiziellen) Einrichtungen, weil sie gezielt die soziale Distanz zwischen der institutionellen Ordnung der Sterbebegleitungs-Organisation und den privaten Lebenswelten der Patienten, die jene stationären Einrichtungen zwangsläufig kennzeichnet, aufheben (müssen). Die hier nur grob skizzierten Beispiele deuten an, dass die Sterbebegleitungs-Organisation – die hinsichtlich ihrer haupt- und ehrenamtlichen Praxis bewusst semi-professionell ausgerichtete Institution ‚Hospizarbeit' – auf keinen Fall, wie man dies mit dem Sozialphilosoph Jürgen Habermas formulieren könnte, die Lebenswelt systemisch kolonialisiert. Vielmehr scheint es für die Ambulante Hospizarbeit (noch?) so zu sein, dass sie mit den Logiken des Privaten, der eigensinnigen lebensweltlichen Bezüge der Patienten in ihren Sterbenswelten und vor allem der nach dem Sterben ihres Angehörigen dann noch (Weiter-)Lebenden zu kämpfen hat. Denn diese müssen nach dem Tod ihres Angehörigen ihre private Sterbenswelt wieder zu *ihrer normalen Alltagswelt* machen.

In einem nächsten Schritt soll nun – auf dieser Grundlage – am Beispiel einer anderen Sterbebegleitungs-Organisation, der Spezialisierten Ambulanten Palliativversorgung (SAPV), exemplarisch die Frage nach Sterberäumen und Sterbedingen im Privaten vertieft werden.

5.2 Spezialisierte Ambulante Palliativversorgung (SAPV): Sterberäume und Sterbedinge

In dem hier verfolgten Argumentationsgang erlaubt das Dispositivkonzept die Rekonstruktion der gesellschaftlichen Ordnung von Sterben und Tod als relationale Machtanalyse, die den Zusammenhang zwischen diskursiv vermitteltem Wissen um Sterblichkeit des Menschen, den institutionell-vergegenständlichten Praktiken sowie den damit verbundenen Normierungen für die sozialen und dinglichen Bezüge sowie die Selbstwahrnehmung der Subjekte ausweist (z.B. als Sterbliche, als Sterbender, als Angehöriger usw.). Das Sterben vollzieht sich dabei in den für die Beteiligten gegebenen sozialen Bezügen, institutionellen Kontexten inklusive der vorherrschenden gesellschaftlichen Normen und Leitvorstellungen zu Sterben und Tod und im Rahmen räumlich-materieller Gegebenheiten. Sterberäume sind neben symbolischen auch immer ganz konkrete Räume: Das Krankenzimmer, das eigene Wohnzimmer usw. Die sozialen Bezüge – welche Menschen in welchen sozialen Rollen in dieses Sterben involviert sind – und die hierfür ausschlaggebenden jeweiligen institutionellen Kontexte sind immer eingebettet in ihre jeweilige raum-zeitlich Situierung.

Mitentscheidend für den Sterbensverlauf sind also die Merkmale des Orts, d.h.: die an Raum und Zeit gebundenen symbolischen und materialen Gegebenheiten als konkrete institutionalisierte ‚Verörtlichungen'. Solche ‚Verörtlichungen' sind z.B. die Geräteausstattung auf der Intensivstation einer Klinik mit der am Wochenende gegebenen Personalsituation und den jeweiligen Handlungsvorgaben bei Notfällen. Ebenso wäre zu nennen das mit einigen persönlichen Einrichtungsgegenständen ausstaffierte Zimmer im Altenwohnheim inkl. Pflegebett und einer dünnen, hoffnungslos überlasteten Personaldecke. Anzuführen wäre auch die seit 40 Jahren von einem Ehepaar bewohnte Altbauwohnung im 3. Stock, in der sich die über 70-jährige Ehefrau nun vor allem Sorgen darüber macht, wie ihrem sterbenskranker Mann – falls erforderlich – über das enge Treppenhaus schnell Hilfe von außen zukommen kann.

Über die konkrete, alltagspraktische Bedeutung und Bearbeitung solcher ‚Verörtlichungen' von Sterbenswelten finden sich in der empirischen Forschung nur wenige Informationen. In der allgemeinen Diskursivierung von Sterben und Tod werden sie gleichsam überstrahlt durch überkommene Klischees wie bspw. ‚bloß nicht in einem Alten- oder Pflegeheim sterben' oder ‚in einem Krankenhaus darf nicht gestorben werden'. Doch bei genauerer Betrachtung liegt es in Anlehnung an Foucaults Heterotopie-Konzept nahe, die für das Sterben mittlerweile als unumstößlich gesetzte gesundheitspolitische Maxime des ‚ambulant vor stationär!' in diese Richtung zu deuten und genauer zu betrachten: Das Sterben im Privaten, der Wunsch der meisten Menschen, kontrastiert als Verheißung jenes hospitalisierte Sterben hinter fremden Mauern, vor dem sich offenbar ebenso viele fürchten. Die mit dieser Gegenüberstellung korrespondierende und für die moderne Gesellschaft konstitutive symbolische Ordnung des Gegensatzes von ‚Öffentlichkeit' und ‚Privatheit' füllt sich mit Blick auf das Sterben wie folgt: hier, im Privaten das würdevolle, weil selbstbestimmte Sterben in der eigenen vertrauten Umgebung, mit den vertrauten, nahestehenden Menschen, nach Möglichkeit schmerzfrei, zumal dann, wenn es entsprechend professionell begleitet ist, und mit der Möglichkeit, den letzten Tagen mehr Leben zu geben (wie dies Cicely Saunders formuliert hat); dort, in der Klinik, im Alten- und Pflegeheim, jenes fremdbestimmte, entweder von der Technik dominierte oder von menschlicher Vernachlässigung bestimmte Sterben, welches als dahin dämmerndes Leben seinem Verlöschen entgegensieht.

In welchem Bezug solche kollektiv präsenten Deutungen, resultierend aus entsprechenden Diskursivierungen, zur empirisch vorfindbaren Praxis stehen, soll im Folgenden kurz gezeigt werden. Soviel sei jedoch bereits vorweg genommen: Foucault meinte noch, es gäbe Gegebenheiten, an deren ‚Entsakralisierung' sich noch keiner wagen würde – z.B. die Entgegensetzungen von privat und öffentlich (Foucault 1992: 37). Mit der angedeuteten Symbolisierung, die private Sterberäume in der Tat als (illusionäre) Heterotopien erscheinen lässt, wäre die für die Moderne gegebene Ordnung von ‚Öffentlichkeit' und ‚Privatheit' in der Tat nur reproduziert. Im ethnographisch-dispositivanalytischen Blick auf die alltägliche Praxis der Sonderwelt des privaten Sterbens, auf die Sterbenswelten der beteiligten Akteure, erscheint die Diagnose allerdings komplexer.

5.2.1 Die Frage nach Macht über Zeit/Raum: Eine Tasse Kaffee trinken...

Bereits aus der Ethnographie zur Praxis der Ambulanten Hospizarbeit erschließt sich – wie oben angedeutet – das für Helfende und Hilfe in Anspruch Nehmende komplexe private Reziprozitätsregime von Gabe und Gegengabe. So nennen haupt- und ehrenamtliche Hospiz-Mitarbeiter auf die Frage, was aus ihrer Sicht die wichtigsten Aspekte für ihre praktische Arbeit mit den Patienten und Angehörigen darstellen, Aspekte wie die gemeinsame Klärung von Erwartungen der Patienten/Angehörigen im Hinblick auf das Angebot des Hospizdienstes und vor allem sich auf der Grundlage regelmäßiger Kontakte *Zeit* für Patienten und Angehörige zu nehmen. Das *Geben von Zeit* wird ebenso in der SAPV – und auch hier insbesondere von den Patienten und Angehörigen – als etwas ‚ganz besonderes' wahrgenommen und gedeutet. Dabei wird von den Patienten und Angehörigen die sowohl von Ehrenamtlichen wie von Fachkräften gleichsam als Gabe ‚mitgebrachte Zeit' sogar als das(!) zentrale Unterscheidungskriterium zu ‚normalen Pflegediensten' und anderen Betreuungsformen herangezogen. Oder wie es ein SAPV-Patient sinngemäß ausgedrückt hat: In seinem ganzen bisherigen Leben sei er noch nie einem Arzt begegnet, der Zeit gehabt hätte – außer jetzt am Lebensende.

Dabei geht es gar nicht so sehr um das Ausmaß der Zeit und deren bestimmte Ausfüllung. Was Hospizarbeit in der Sicht von Patienten und Angehörigen von anderen Betreuungsformen im Hinblick auf Zeit unterscheidet, ist die Verortung der Deutungshoheit über sie. Wer darf bestimmen, was wichtige Zeit ist und was nicht? Wer darf bestimmen, wie diese Zeit zu füllen ist? Bei vielen anderen Betreuungsangeboten bestimmt die jeweilige Institutionslogik, wie die Zeit verwendet wird – sie ist gemäß den Ablaufvorgaben der Institution getaktet. Hospizdienste ebenso wie auch die – in Bayern teilweise eng mit der Hospizarbeit verbundenen – Palliative Care Teams in der SAPV[23] vermitteln den Patienten und Angehörigen etwas anderes: Jetzt können sie selbst bestimmen, was mit der zur Verfügung stehenden Zeit gemacht wird, ob bspw. die Zeit für eine gemeinsame Tasse Kaffee besser angelegt ist als für eine andere Tätigkeit. Ihre unmittelbaren Bedürfnisse werden – in der interaktiven Darstellung seitens der Betreuenden – in die Verwendung von Zeit übersetzt. Aber mehr noch: Es geht nicht nur um die Deutungshoheit über die Zeit, sondern auch darum, dass diese Zeit eben – aus Sicht des Patienten, seiner Angehörigen – *zuhause* gegeben wird, dass die ge-

23 Vgl. Hierzu den Abschlussbericht der 2010/11 an der Universität Augsburg durchgeführten Studie zu „Wirksamkeit und Qualitätssicherung in der SAPV-Praxis – eine explorative Begleitstudie", gefördert von der Paula Kubitschek-Vogel-Stiftung und dem Bayerisches Staatsministerium für Umwelt und Gesundheit (StMUG) (Schneider/Eschenbruch/Thoms 2011).

meinsame Tasse Kaffee mit den eigenen Tassen, am eigenen heimischen Tisch eingenommen wird (und nicht in einem Aufenthaltsraum). Und gerade dieser *Einsatz der ‚eigenen Dinge'* in den eigenen lebensweltlichen Bezügen ermöglicht es den Patienten, die dargebotene Hilfe dadurch zu ‚entgelten', dass sie der besonderen Anerkennung und Wertschätzung, die sie dieser Hilfe zukommen lassen, Ausdruck verleihen können.

Entscheidend ist also die *Verfügungsmacht über das raumzeitliche Arrangement* der sozialen Beziehung und der Dinge, mit denen – wie üblicherweise auch in der Relation zwischen Gastgeber und Gast – auch diese Hilfe-Beziehung ausgestattet, gestaltet bzw. zum Ausdruck gebracht werden kann. Diese in dieser Hinsicht *asymmetrische Machtverteilung* zugunsten der Patienten und Angehörigen scheint dort, wo sich eine – von den beteiligten Akteuren als ‚gelingend' bezeichnete – Begleitung etabliert hat, das hierfür entscheidende wesentliche Kriterium zu sein. Dies umso mehr in solchen Phasen, wo dem Patienten sowie seinen Angehörigen die gerade für den Privatraum als selbstverständlich erachteten Möglichkeiten zum eigenständigen Gestalten aufgrund des Krankheitsverlaufs immer weiter verloren gehen.

Dabei ist interessanterweise (und im direkten Vergleich von Hospizarbeit und SAPV) eine aufgrund der unterschiedlichen Rollenwahrnehmung seitens der Patienten und Angehörigen erkennbare *Differenz zwischen Ehrenamtlichen und Professionellen* festzustellen, die oben bereits angedeutet wurde. Die im Vergleich zu einem Ehrenamtlichen von einem professionellen Experten (z.B. einem Arzt) gegebene Zeit, gilt es aus Sicht von Angehörigen und Patienten – weil als knapperes Gut und deshalb als noch kostbarer bewertet – auch ‚aufwändiger' zu entgelten (z.B. durch entsprechende Verköstigung). Besonders hervorgehoben wird dabei das gemeinsame Gespräch z.B. mit dem Palliativmediziner auf gleicher Augenhöhe, das von den Angehörigen deutlich anders gerahmt wird, als die von Ehrenamtlichen zur Verfügung gestellte Zeit. Dabei erfährt die Zeitgabe der Ehrenamtlichen *keine* Abwertung durch die Angehörigen, sondern – im Gegensatz zum beruflich spezialisierten Experten – die gleichsam ‚privatisierte' Rahmung des potentiell allseits und ‚frei einsetzbaren' Helfenden (als Quasi-Verwandter, Nachbar, Familienfreund etc.). Solche Differenzen zeigen die symbolische Raumordnung des Privaten, die offenbar einen wesentlichen Unterschied darin markiert, ob man mit dem ehrenamtlichen Helfer oder mit dem Palliativmediziner am eigenen Küchentisch mit dem eigenen Geschirr eine Tasse Kaffee trinkt.

5.2.2 Die Schmerzpumpe als Gerät und als Medium der Fürsorge für den sterbenden signifikanten Anderen

Jeder Sterberaum ist dabei als Zusammenwirken von (architektonischem) Raum, Handeln und Symbolik zu sehen, das sich nicht zuletzt auch im Umgang mit den Dingen, die sich als relevant oder irrelevant im Sterbeprozess zeigen, zum Ausdruck bringt. So ist z.B. die Anpassung des vormaligen Wohnzimmers an die Bedürfnisse des zuhause sterbenden Patienten durch die Installation eines Pflegebetts ein wesentlicher Umbau der privaten Lebenswelt der dort Wohnenden hin zu einer Sterbenswelt, die dann – gleichsam durch eine erneute Umgestaltung – nach dem Tod des Anderen für die Weiterlebenden wieder zurückgebaut werden muss in ihre neue alltägliche private Lebenswelt. Hierbei ist deutlich erkennbar, dass typischerweise unterschiedliche, auch keineswegs zwischen den Beteiligten gemeinsam geteilte Strategien verfolgt werden können. So findet sich z.B. das radikale Insistieren auf den Gebrauch der bereits ‚eingewohnten Dinge': Die Wohnzimmer-Couch soll z.B. als ‚vorläufiges Lager' dienen. Im Gegensatz dazu steht der Wechsel der Dinge: Die Wohnzimmer-Couch wird für die Zeit des Sterbens suspendiert, um dafür ‚nachher' für die Weiterlebenden eine vom Sterben unberührte Kontinuität der privaten Lebenswelt – als Wohnzimmer und nicht als Sterbezimmer – symbolisieren zu können.

Zwar werden in den genannten Beispielen die Dinge aktiv eingesetzt bzw. ‚gesetzt', um je verschiedene ‚Räume' herzustellen, dabei muss aber auch immer die Gegebenheit, der symbolische Ausdruck ebenso wie die Brauchbarkeit oder Widerständigkeit der Dinge selbst berücksichtigt werden. Dies beginnt bei Deutungen wie dem ‚kalten' Funktions-Mobiliar in stationären Einrichtungen im Gegensatz zur ‚warmen' Umgebung zuhause und reicht bis hin zu dem Problem, dass die Wohnzimmer-Couch in der Regel zur Lagerung eines Schwerstkranken völlig ungeeignet ist. Solche Bedeutungen der Dinge – von ihrer Funktionalität bis zur affektuell-emotionalen Aufladung – werden diskursiv erzeugt und vermittelt. Das in Abb. 12 gezeigte Bild soll exemplarisch illustrieren, wie am Beispiel einer Schmerzpumpe ‚das Ding' als diskursive Objektivation eine spezifische normative und funktionale Aufladung seines ‚rechten Gebrauchs' in Richtung einer ‚Individualisierung' der Schmerzbehandlung erfährt: Autonomie- und Freiheitsgewinne durch technisch unterstützte Selbstbehandlung. Damit kann die selbst zu bedienende Schmerzpumpe geradezu als ‚zentrale Verdinglichung' (gleichsam als Fetisch im Marxschen Sinn) des ‚guten, weil selbstbestimmten, würdevollen und schmerzfreien Sterbens' interpretiert werden.

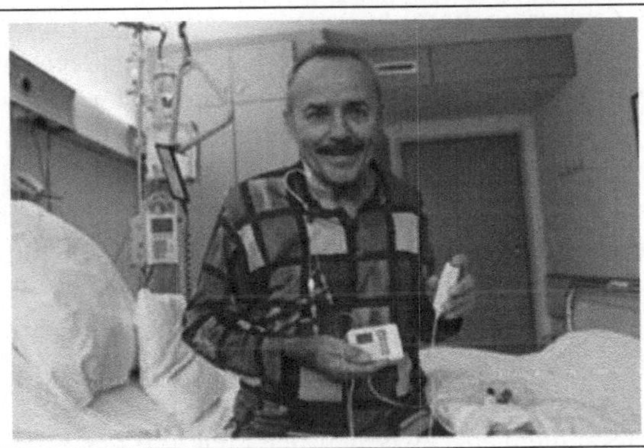

Per Knopfdruck steuert dieser Patient seine Schmerztherapie teilweise selbst

(Quelle: http://www.kreisklinik-roth.de/die-klinik/neuigkeiten/aktuelles-detailansicht/zeitraum/11859 19200/2678399/archived/artikel/newsarchiv-1/schmerzkatheder-erleichtert-erholung-nach-operation-chefarzt-der-anaesthesieabteilung-des-rother-kr/)

Abbildung 12: Schmerzpumpe

Der folgende Interview-Auszug rahmt das gleiche Ding ganz anders:

> F: Okay. Und was ist jetzt noch? Sie haben Schmerzen genannt, also, und die Schmerzpumpe und so weiter. Was war noch so spezifisch und, und wichtig an der Arbeit von dem, von dem Palliativ Care Team in Ihrer Erfahrung?
>
> A: Dass man sich absolut, ich sage jetzt einmal, sicher gefühlt hat, auch, wenn nachts irgendwelche Probleme aufgetaucht sind, was ja öfter der Fall war, ich habe dann diesen 24-Stunden-Service des öfteren in Anspruch nehmen müssen. Sei es, dass die Schmerzpumpe ausgefallen ist, sei es dass meine Frau irgendwas gehabt hat, äh, mit äh Atemprobleme, dass dann, was waren die äh auch des Nächtens zuverlässig, doch.
>
> F: Mhm. Können Sie sich an eine konkrete Situation erinnern, wo das besonders wichtig war, einfach nur, dass man den Aufhänger hat und das ja …
>
> A: Es ist wichtig und zwar, äh – nachts um 3 oder halb 3 Uhr um fing plötzlich die Schmerzpumpe an zu piepsen. Und ich ging dahin und habe auf den Display geschaut und da ist ja dann kam auf dem Display die Meldung: Luft in der Leitung. Und ich habe dann selbst versucht, das Gerät wieder äh zu aktivieren, dass da eben vielleicht irgendwie Fehler drin war oder was. Ich bekam es aber nicht hin und dann habe ich nachts – angerufen bei der Notrufnummer, bei der 24-Stunden-Nummer. Und dann innerhalb von einer halben Stunde war da eine äh – Schwester da aus der Palliativkraft und hat dann diese Schmerzpumpe wieder auf Vordermann gebracht. Ja. Das war eigentlich – nur ein Aufhänger, (wie gesagt?).
>
> (Quelle: Interviewauszug SAPV 20100727[24])

Die ausführliche Codierung dieser Interviewpassage, die vor allem die grau markierten Stellen fokussiert, kann zeigen, wie hier im Gespräch mit dem männlichen Angehörigen die von der Forscherin angefragte Information zur Arbeit des Palliative Care Teams zunächst mit der ‚Rund-um-Sicherheit' bei Problemen beantwortet wird. Dabei wird diese Sicherheit anhand von zwei, als voneinander unabhängig darzustellenden Problembereichen – technische Probleme mit dem Gerät und körperliche Probleme bei der zu betreuenden Ehefrau – verdeutlicht. Im weiteren Verlauf des Gesprächs wird zur Konkretisierung dieser Sicherheit, die Bearbeitung der technischen Störung des Geräts durch eine Fachkraft geschildert, nachdem erfolglos eigene Versuche zur ‚Aktivierung' vorgenommen wurden. Bezeichnend ist hier zweierlei: Ein – in der ersten Redepassage noch implizierter – Zusammenhang zwischen der Funktion der Schmerzpumpe und dem Zustand der zu betreuenden Ehefrau bleibt dann außen vor: die Pumpe wird auf Vordermann gebracht – ohne jeglichen Hinweis auf mögliche oder gar wahrgenommene Wechselwirkungen zwischen dem jeweiligen Gerätezustand und der Befindlichkeit der Frau. Darüber hinaus wird in der Art und Weise der Darstellung des Erlebten deutlich, wie offenbar in der dargestellten situativen Wahrnehmung des betreuenden Ehemanns der Aufmerksamkeitsfokus und das Aktionspotential in dieser Situation primär auf die technisch vermittelten Signale und die Gerätschaft als solche gerichtet war. Dieser Aufmerksamkeitsfokus liegt allerdings nicht darin, dass die Technik interessanter oder wichtiger wäre als der Zustand der Frau, sondern weil es beim ‚sich-Kümmern um die Technik' aus Sicht des Mannes immer schon um die Sorge für seine Frau geht, die funktionierende Technik somit also die Sicherstellung einer ungefährdeten Befindlichkeit seiner Frau leistet. Damit hat aber in letzter Konsequenz keineswegs das selbstbestimmte, durch Technik unterstützte Sterben Einzug in die private Sterbenswelt gehalten, sondern vielmehr ist eine technisierte Logik der Betreuungsinteraktion in die intime Paarbeziehung implementiert, wie sie aus der professionellen Pflegesituation auf einer Klinikstation bekannt ist. Diese technisierte Interaktionslogik erfordert eine Balance zwischen objektivierendem und subjektivierendem Handeln in Bezug auf Dinge bzw. in der dinglich vermittelten Interaktion mit Menschen.

Zur Erläuterung lassen sich für das Handeln in Bezug auf Dinge idealtypisch zwei Formen unterscheiden (vgl. hierzu Böhle 2009): zum einen *objektivierendes Handeln* auf Dinge hin im Sinne von zweckrational-planendem Handeln, das sich auf ein kollektiv geteiltes Regel- und Orientierungswissen stützt und jede Form von Subjektivität (z.B. Sinneswahrnehmungen, Gefühle, Leib-/Körperlichkeit etc.) außen vor lässt. Die materiellen Gegebenheiten gelten diesem Handeln als grundsätzlich berechenbar, gestaltbar und beherrschbar. Demzufolge bestehen zwischen menschlichen Subjekten und gegenständlichen Objekten wesensmäßige Unterschiede: dingliche Objektivationen stehen den Subjekten gegenüber.[24] Aus dieser Perspektive sind Dinge – inklusive der Körper der Handelnden – ausschließlich Disponiertes, unterworfen dem im Raum und Handeln auf die Dinge hin immer schon vorgegebenen, weil auf Regelwissen etc. basierenden rationalen Handeln.

Demgegenüber fasst *subjektivierendes (Arbeits-)Handeln* die Anordnung aus Dingen, Menschen und Handlungen dynamischer. Aus Sicht dieses Konzepts interagieren Menschen und Dinge, Subjekte und Objekte – die Trennung verschwimmt hier, denn den Dingen wird im Handeln mitunter ein Subjektstatus zugeschrieben. Kennzeichnend für diese Form des Handelns – die aus der arbeits- und industriesoziologischen Forschung kommt – ist die subjektiv-empfindende und spürende Wahrnehmung, d.h. Informationen über die Situation werden aus „eher diffusen und nicht präzise definierbaren Eigenschaften und Ausdrucksformen konkreter Gegebenheiten" gewonnen, das können Geräusche, Vibrationen (Technik), Haltung, Gesichtsausdruck bei Personen, Atmosphäre eines Raumes, Stimmigkeit von Bewegungen etc. sein. Dabei ist ein explorativ-entdeckender und dialogisch-interaktiver Umgang mit der Umwelt, mit räumlichen Anordnungen und dinglichen Gegebenheiten Voraussetzung. Die im objektivierenden Handeln vorgenommene strikte Subjekt-Objekt-Trennung wird aufgehoben, und die Dinge werden vermenschlicht, die Subjekt-Objekt-Beziehung wird entsachlicht: „An die Stelle eines einseitigen aktiven Einwirkens oder passiven Erleidens tritt das ‚gemeinsame Tun' gerade auch im Umgang mit Gegenständen." (Böhle 2009: 218) Damit erhalten Dinge einen qualitativ neuen Status im Individuellen wie in der Interaktion. Subjektivierendes Handeln gründet auf einer erfahrungsbasierten Kompetenz, die besonders in jenen Situationen von zunehmender Bedeutung ist, die sich durch Ungewissheit, Unsicherheit und Uneindeutigkeit auszeichnen – das heißt, um rational-objektivierend zu handeln, fehlt es in solchen kritischen Situationen an ‚kollektiv geteiltem und übersituativ gültigem (explizitem Regel-) Wissen, das immer schon eine bestimmte Kontinuität und Berechenbarkeit impliziert und voraussetzt.

Ob nun objektivierendes oder subjektivierendes Handeln durch die strukturellen, institutionellen, architektonischen, räumlichen und dinglichen Rahmungen nahe gelegt wird, ist Ausdruck dispositiver Strukturen, d.h. in diese oder in jene Richtung wirkender, ermöglichender oder restriktiver Handlungsoptionen. Das Beispiel der Schmerzpumpe zeigt, wie ein technisches Artefakt, das kommuniziert, z.B. indem es piepst und zugleich in engem Austausch mit dem Menschen steht (das Piepsen steht möglicherweise in einem engen Zusammenhang mit dem

24 Quelle: http://www.produktionstechnologe.info/216-0-Objektivierendes-Handeln.html

körperlichen Zustand des Patienten), subjektivierendes Handeln nahelegt. Das Piepsen muss interpretiert werden, und zwar im gleichzeitigen Austausch mit dem Patienten (was fehlt ihm, warum piepst die Maschine?). Was davon können Angehörige selbst leisten, was der Patient? Wie verändert dies möglicherweise die Beziehung zwischen Angehörigen und Patienten? Bedarf es – wie in dem Beispiel – hierzu eines Experten? Aber nicht nur um die ausgefallene Funktionalität wieder herzustellen, sondern um generell (aufgrund des nur beim Experten vorhandenen Erfahrungswissens) die Balance zwischen objektivierendem und subjektivierendem Handeln gewährleisten zu können, da nur der (medizinische und technisch versierte) Experte die nötige Erfahrung hat mit den unterschiedlichen Geräuschen der Gerätschaften, den verschiedenen körperlichen Ausdrucksformen der Patienten usw.? Dem gegenüber könnten aber auch Angehörige im Betreuungsverlauf dieses Erfahrungswissen ansammeln und haben vielleicht sogar einen eigenen ‚Experten'-Blick auf den sterbenden Patienten und folglich ein eigenes ‚Gespür' für die Situation, weil es ihr Angehöriger, ihr nächster Anderer ist?

5.2.3 Ausblick: Bedeutung der Dinge in entgrenzten Sterberäumen

Solche Situationen, die beide Handlungsformen erfordern – seien sie technisch induziert oder durch Pluralisierung von Wissensräumen hervorgerufen – breiten sich aus reflexiv modernisierungstheoretischer Sicht in der Gesamtgesellschaft in vielen Lebensbereichen immer mehr aus. Und sie werden in Zukunft auch immer stärker besondere Handlungsräume, Sonderwelten die das Sterben betreffen. Damit wird die Zunahme von ‚hybriden Sterberäumen' (Hayek 2006) einhergehen, die in Zukunft wohl auch deshalb immer wichtiger werden, weil davon auszugehen ist, dass das, was als Privatraum bezeichnet wird, aufgrund unterschiedlicher Privatheitskulturen in ländlichen und städtischen Räumen oder auch je nach Herkunft der Klienten der Sterbendenbetreuung zu noch größerer Vielfalt der Gegebenheiten vor Ort, zuhause bei den Patienten führen wird. Das wesentliche Merkmal dieser hybriden, ehrenamtlich wie hauptamtlich, aber letztlich immer schon professionell gestalteten Privaträume, um ‚gutes Sterben' zu ermöglichen, wird darin liegen, die Deutungshoheit bzw. die Verfügungsmacht über die Gestaltung dieses raum-zeitlichen Settings im Privaten beim Patienten und seinen Angehörigen zu belassen. Dass die Praxis ‚vor Ort' dem genau so folgen wird, ist jedoch keineswegs sicher. Denn: Mit Entgrenzung des Räumlichen beim Sterben ist keine Abkehr vom Institutionellen gemeint, denn angesichts struktureller und materieller Rahmungen des Sterbeprozesses sind die Angehörigen und der Patient weiterhin auf Experten angewiesen, die über das Know-How, das

Gespür und auch das (objektive) Wissen über die Dinge verfügen. Vielmehr treten die Sterbe-Dinge (Maschinen) in den Privatraum der Menschen ein, bleiben durch mangelnde Subjektivierungsmöglichkeiten von Seiten der Angehörigen/ Patienten aber immer auch ‚außerhalb' des Privaten und bilden Schnittpunkte zum außerprivaten Institutionellen. Kurzgesagt: Mit ‚ambulant vor stationär' war sicherlich nicht beabsichtigt, die Handlungslogik der Klinik mit ihrer materialen Ausstattung und ihren normativen Vorgaben in das Wohnzimmer der Patienten Einzug halten zu lassen. Und doch: Die Organisationen des Sterbens treten ganz direkt und konkret in den Privatraum ein und verändern ihn als privaten Raum – mit durchaus offenem Ausgang.

5.3 Zusammenfassung: Welche ‚Problematisierung', welcher Wandel? – Exemplarische dispositivanalytische Interpretation der empirischen Beispiele

Auf der Basis der theoretischen Überlegungen und der exemplarischen empirischen Beispiele sollte deutlich geworden sein, dass der dispositivanalytische Blick sich in seiner empirischen Ausrichtung einerseits auf die alltäglichen Lebenswelten von Subjekten mit den darin relevanten Deutungen, ihren diskursiven Vermittlungen sowie den dort vorfindbaren Praktiken und Vergegenständlichungen richtet. Diese sind jedoch in einem (diskurs-)theoretisch noch gar nicht näher bestimmten und empirisch im jeweiligen Fall immer erst zu prüfenden Verhältnis zu ‚den (öffentlichen) Diskursen' zu sehen. Denn über Diskurse erhält man keinen unvermittelten Zugriff auf die alltägliche Praxis der im Diskurs vertretenen Akteure, da kollektive Akteure bzw. ihre Repräsentanten zwar womöglich in öffentlichen Diskursen über ihre jeweilige Alltagspraxis Auskunft geben. Diese Auskünfte sind jedoch dann immer schon in einer spezifischen Weise – als Aussage in einem öffentlichen Diskurs – kontextualisiert und geben damit vielmehr über diesen Kontext mit seinen Regeln der ‚Be-Deutungs-Praxis' Auskunft als z.B. über die jeweiligen Alltagsroutinen. In diesem Sinne sind etwa Berichte aus der Hospizbewegung über die Praxis der Hospizarbeit zu sehen. Anders formuliert: Diskursanalysen wenden sich den in Form von ‚natürlichen' Daten vorliegenden – und den jeweiligen Diskursregeln folgenden – Darstellungen und Deutungen der Darstellungen seitens der beteiligten kollektiven Akteure zu. Sie analysieren folglich Darstellungen und wechselseitige Deutungen der Darstellungen – nicht mehr und nicht weniger.

Während solche Analysen Aufschluss geben über die Kontinuitäten und Veränderungen der Diskursivierung von Sterben und Tod, öffnet der dispositivanalytische Blick das Fenster zu den verschiedenen institutionellen Bereichen, in denen gestorben wird (Klinik, Altenheim, Hospiz) und zeigt, wie sich in der Praxis und um die Maßgabe des selbstbestimmten, eigenverantwortlich gestalteten und deshalb ‚guten Sterbens' eine neue ‚Sterberolle' ausbildet.

Entlang eines neuen, säkularen ‚post-modernen Memento Mori' als machtvoller normativer Rahmen für das von jedem selbst vorzubereitende Lebensende vollzieht sich so ein grundlegender Wandel in der bislang vorherrschenden modernen Wissensordnung zu Sterben und Tod (Schneider 1999, 2005). Wir leben zunehmend in einer Gesellschaft, in der der (nicht nur medizinisch zu führende) Kampf gegen Leiden, Sterben und Tod mit einem gesellschaftlichen Diskurs einhergeht, der uns unentwegt mit dem richtigen Umgang mit Sterben und Tod, mit Sterbenden und Toten vertraut machen möchte. D.h.: Man stirbt nicht einfach so und ist dann tot, sondern – so die damit verbundene diskursive Botschaft – man sollte sich um sein (zukünftiges) Sterben und Tot-Sein zu Lebzeiten kümmern. Wie wollen wir ‚gestorben werden'? Mit dieser Frage tritt in unser Bewusstsein als gesellschaftliche Vorgabe an jeden Lebenden immer mehr das Projekt, das eigene Lebensende zu organisieren, es selbst bestimmt zu planen, zu gestalten, d.h. umfassend vorzusorgen.

Somit erscheinen ‚das Sterben', ‚der Tod' keinesfalls mehr einfach als ein im Leben weitgehend zu ignorierender, zwangsläufiger Endpunkt des Lebens. Und es ist auch nicht mehr nur der (eine!) Tod als ‚der Feind des Lebens', wie ihn die Moderne als ‚natürliche Gegebenheit' erst konstituiert hat, um ihn mit allen ihr zur Verfügung stehenden Mitteln zu bekämpfen, ihn längst möglich vom Leben fernzuhalten, indem sich ihm die modernen Institutionen der Lebenssicherung (von der Medizin bis zum TÜV) entgegenstellen. Dieses Gebot der Selbst-Sorge richtet sich dabei nicht nur auf das Individuum, sondern zielt auch auf die Folgen des eigenen Sterbens für die Gemeinschaft der (noch Weiter-)Lebenden, die es zu bedenken gilt. Dabei reicht das Spektrum von der Lebens- über Pflegeversicherung bis zur Sterbeversicherung, die allesamt die nächsten Angehörigen von den durch das eigene Ableben verursachten finanziellen Belastungen entlasten sollen. Hinzu kommen bspw. die Patientenverfügung, welche die moralische Bürde und Entscheidungslast für das Schicksal des Sterbenden von den (Weiter-)Lebenden nehmen soll, bis hin zur Organspende, die für die virtuelle ‚Gemeinschaft' aller potentiellen Organspender und -empfänger durch das Sterben des Einen die Chance zu einer besseren Lebensqualität für den todkranken Anderen verheißt.

Eine solche Institutionalisierung des guten Sterbens – als normatives Programm und entsprechend ‚materialisiert' z.B. in diversen Formularen bis hin zu architektonischen Umgestaltungen in den jeweiligen Einrichtungen – zielt an seiner Oberfläche darauf, dem oder der Einzelnen ein möglichst individuelles, schmerzfreies und dennoch bewusstes Erleben des eigenen Sterbensprozesses als letzter Lebensphase zu gewährleisten. Doch sie erfordert damit einen bestimmten Typus von Sterbenden, der z.B. entweder bei klarem Bewusstsein oder mit einer Patientenverfügung/Vorsorgevollmacht ausgestattet sein muss, über eine ‚eigene' Biographie und kommunikative Kompetenzen verfügt, um die eingeforderte Individuierung bis zum Ende zu vermitteln und eine entsprechende ‚individualisierte Individualität' noch im Sterben zu bewahren. Vor allem zielt diese Institutionalisierung aber auf die flexibel normierende Ökonomisierung im Sinne einer biopolitischen ‚Bewirtschaftung' des Lebensendes, die nun von der Transplantations- bis zur Palliativmedizin, von Sterbehilfeorganisationen bis zu privaten Pflegediensten für jeden Einzelnen organisationsbezogene Aktivitäten gleichermaßen eröffnen, wie von ihm einfordern. Gefordert ist also mehr, als ein rechtzeitiges ‚Regeln der letzten Dinge', was als Vorgabe das bürgerliche Subjekt als solches schon immer kennzeichnete. Ganz im Zuge der biopolitisch wirksamen Selbst-Aktivierung geht es nun um die diesseitige Sorge um das eigene Selbst in direktem Anschluss an die gesellschaftlich verfügbar gemachten Sterbeorganisationen, die bis zum letzten Atemzug voranzutreiben ist.

Hierin wird deutlich, wie die heutige Vorstellung des aufgeklärten, selbstbestimmten, nur seinem eigenen Willen folgenden Subjekts – eng verbunden mit der Vorgabe einer allseits möglichen und notwendigen Kommunikation ‚über alles', über ‚das ganze Leben' – auch bei Sterben und Tod dem modernen Willen zum Wissen, dem Zwang zur Wahrheit als gesellschaftlichen Zwang zur ‚Selbst-Verantwortung' folgt. Denn was geschieht mit einem gerade am Lebensende möglichen prinzipiellen Nicht-Wissen-Können oder vielleicht sogar einem Nicht-Wissen-Wollen? War es nicht gerade dieser moderne Mythos des selbst bestimmten Subjekts, das autonom in freiem Willen sein Schicksal in die Hand nimmt und ausgestaltet, der bislang als ‚vernunftzentrierter Adultismus' nicht nur Kindern, sondern auch Alten, Kranken, Sterbenden Selbstverantwortung absprach, um Andere – Eltern, Ärzte, Priester – für sie verantwortlich machen zu können? Doch genau dieser ‚Autonomie-Mythos' legitimiert nun die neuen Vorstellungen vom ‚guten Sterben', wo eine seiner möglichen Ausdrucksformen – nämlich als kollektivierter Zwang zum gelingenden, weil bewussten, selbstbestimmten und damit eigen zu verantwortenden Sterben – nur allzu leicht die Gemeinschaft von der Übernahme von Verantwortung für dieses Sterben entheben könnte. Somit besteht gerade auch hier – wie in anderen gesellschaftlichen Feldern derzeit beobachtbar – die Gefahr, dass die Rede von der Selbstbestimmung, der Selbstverantwortung als Legitimation für Entsolidarisierung und Entpflichtung der Gemeinschaft gegenüber dem Einzelnen missbraucht werden kann. Und damit rückt letztlich auch ‚der Tod', der – einer in unserer Kultur langen historischen Tradition zufolge – als

‚großer Gleichmacher' jeden gleichermaßen unausweichlich trifft, zunehmend in den Hintergrund. In den Vordergrund tritt mit dem unterschiedlichen ‚Wie' des Sterbens immer mehr die Frage nach sozialer Ungleichheit: Der Tod (das Tot-Sein) selbst mag schließlich alle gleich machen, aber in Zukunft bedeutsamer erscheint der ‚Ungleichheitsgenerator Sterben'.

Konfrontiert man diese Befunde mit denen der schematischen Übersicht zur Analyseprogrammatik des Dispositivkonzepts (Abb. 4) und den dazu formulierten Leitfragen zum modernen Sterbe-/Todesdispositiv (Abb. 5), fehlen aus dispositivanalytischer Perspektive in diesem Themenfeld derzeit – neben Diskursanalysen z.B. zum Themenfeld Sterbehilfe/Sterbebegleitung – vor allem noch weitere ethnographische Forschungen zur praktischen Ausgestaltung von Sterbensprozessen in den verschiedenen Sterbenswelten. Empirisch gesicherte Befunde aus ethnographischer Perspektive liegen bislang nur in wenigen Ausnahmen vor.[25] Insbesondere wären dabei solche empirischen Arbeiten fruchtbar, die sich explizit unter dispositivanalytischer Perspektive mit den Alltagswelten von ‚Todesarbeitern bzw. -arbeiterinnen' und deren Klientel beschäftigen, und darunter vor allem Analysen, die den Elementardiskurs zu Sterben und Tod sowie die Todesbilder aus der alltagsweltlichen Sicht von Subjekten – je nach Milieu und Lebensphase – beleuchten (vgl. hierzu z.B. Nassehi/Saake 2005; Saake 2008). Empirisch noch weitgehend offen ist dabei, inwieweit die Subjektformierung/-positionierung des ‚guten' Sterbenden, nach der z.B. in Betreuungssituationen der bzw. die Sterbende selbst den Lauf der Dinge bestimmen soll und damit de facto Verantwortung und Entscheidungslast von den Betreuenden bzw. der Gesellschaft der Weiterlebenden nimmt, von den Sterbenden als Zugewinn für das eigene, als autonom gedachte Selbst erlebt wird. Oder ob nicht vielleicht in dieser Lebensphase gerade das Gegenteil – z.B. Überforderung, fehlende Unterstützung – erfahren wird.

6 Schluss: Zum Ertrag der Methode

Menschen sterben nicht einfach so, sondern werden von den sie umgebenden Menschen ‚sterben gemacht'. Dieses ‚Sterben Machen' ist als ein sozialer Prozess zu verstehen, der von der Gesellschaft bestimmt wird, in der er sich vollzieht. Seine Weichenstellungen richten sich nach folgenden Faktoren:

- den je vorherrschenden gesellschaftlichen Normen und Leitvorstellungen, dem jeweils als gültig gesetzten Sterbe-/Todeswissen,

25 Zu nennen sind hier insbesondere die Arbeiten von Dreßke (2005), Eschenbruch (2007), Pfeffer (1998, 2005), Hayek (2006).

- den entsprechenden, darauf bezogenen institutionellen Praktiken mit ihren jeweiligen sozialen Beziehungsmustern,
- der raum-zeitlichen Situierung des Sterbens sowie
- den dabei vorhandenen materialen Bedingungen und Ausstattungen.

In modernen Gesellschaften mit ihren zunehmenden Handlungsunsicherheiten und Deutungsungewissheiten am Lebensende (und auch am Lebensbeginn) bilden sich – entlang des allgemeinen Leitmotiv des ‚guten Sterbens' – immer mehr unterschiedliche institutionelle Formen der Organisation des Sterbens aus. So entstehen vielfältige, unterschiedliche Sterbewelten, in die einerseits Sterbende und Angehörige als für sie außeralltägliche Sinnbezirke und Handlungsfelder entlang je spezifischer Zugangsregeln und -rituale eintreten. Und andererseits werden diese Sterbewelten in ihrer Alltäglichkeit vor allem von (nicht nur medizinischen) Professionellen, von haupt- und ehrenamtlichen Sterbe-Arbeitern bevölkert und von ihnen nach ihren je eigenen Typisierungs- und Relevanzstrukturen ausgestaltet.

Im Sinne der Rekonstruktion der gesellschaftlichen Konstruktion von Sterben ermöglicht es die lebensweltanalytische Ethnographie, verschiedene soziale Organisationsformen von Sterbensprozessen als konkret beschreibbare Sterbenswelten aus der Perspektive der Akteure, der handelnden und interagierenden Subjekte zu erforschen. In ihrer dispositivanalytischen Weiterung ermöglicht es diese Methode, ins Feld zu gehen und ‚vor Ort' die machtvolle Praxis des ‚Sterben Machens' in ihrem Verhältnis zu den jeweils geltenden Leitvorstellungen und Normierungen, den verfügbaren Sterberäumen und zuhandenen Sterbedingen empirisch zu erkunden: in der Klinik, im Altenheim, im Hospiz, auf der Palliativstation oder im heimischen Wohnzimmer.

Dazu muss der Forscher im vermeintlich ihm bekannt oder gar vertraut Erscheinenden erst jenes ‚Fremde' hervorholen, ‚entdecken' und sichtbar machen, was in der Regel dem alltäglichen Oberflächenblick, der immer schon meint, verstanden zu haben, was vor sich geht, verborgen bleibt. Nur so – aus der annäherungsweise eingenommenen Innensicht der Beteiligten durch den umfassenden Blick auf die Praxis vor Ort bis hin zum Mittun – lassen sich Erkenntnisse über die in modernen Gesellschaften zunehmend komplexer und vielfältiger werdenden Sterbenswelten gewinnen, die ein Verstehen der ‚fremden Welten des Sterben Machens' ermöglichen.

Literatur

Atteslander, Peter (2003): *Methoden der empirischen Sozialforschung*. 10. neu bearb. u. erw. Aufl. Berlin: de Gruyter.

Berger, Peter L. (1973): *Zur Dialektik von Religion und Gesellschaft. Elemente einer soziologischen Theorie*. Frankfurt/Main.

Berger, Peter L./Luckmann, Thomas (1987): *Die gesellschaftliche Konstruktion der Wirklichkeit. Eine Theorie der Wissenssoziologie*. Frankfurt/Main: Fischer.

Blumer, Herbert (1979): *Methodologische Prinzipien empirischer Wissenschaft*. In Gerdes, Klaus (Hrsg.): Explorative Sozialforschung. Stuttgart: Enke, S. 41-62.

Blumer, Herbert (1981): *Der methodologische Standort des Symbolischen Interaktionismus*. In: Arbeitsgruppe Bielefelder Soziologen (Hrsg.): *Alltagswissen, Interaktion und gesellschaftliche Wirklichkeit* (1+2), 5. Aufl. Opladen: Westdeutscher Verlag, S. 80-146.

Böhle, Fritz (2009): *„Weder rationale Reflexion noch präreflexive Praktik – erfahrungsgeleitet-subjektivierendes Handeln"*. In: Fritz Böhle/Margit Weihrich (Hrsg.): Handeln unter Unsicherheit, Wiesbaden: VS, S. 203-228.

Bührmann, Andrea D./Schneider, Werner (2008): *Vom Diskurs zum Dispositiv. Eine Einführung in die Dispositivanalyse*. Bielefeld: transcript.

Chlada, Marvin (2005): *Heterotopie und Erfahrung. Abriss der Heterotopologie nach Michel Foucault*. Aschaffenburg: Alibri.

Därmann, Iris/Mahlke, Kirsten (2013): *Das Notebook von Marcel Mauss. Eine Einführung in eine impressionistische Kladde*. In: Mauss, Marcel: Handbuch der Ethnographie. München: Wilhelm Fink, S. 9-45.

Dreßke, Stefan (2005): *Sterben im Hospiz. Der Alltag in einer alternativen Pflegeeinrichtung*. Frankfurt/Main: Campus.

Eschenbruch, Nicholas (2007): *Nursing Stories – Life and Death in a German Hospice*. New York, Oxford: Berghahn Books.

Feldmann, Klaus (2010): *Tod und Gesellschaft. Sozialwissenschaftliche Thanatologie im Überblick*. Wiesbaden: VS.

Feldmann, Klaus/Fuchs-Heinritz, Werner (Hrsg.) (1995): *Der Tod ist ein Problem der Lebenden. Beiträge zur Soziologie des Todes*. Frankfurt/Main: Suhrkamp.

Flick, Uwe (2000): *Qualitative Sozialforschung: Eine Einführung*. Reinbek: Rowohlt.

Foucault, Michel (1978): *Dispositive der Macht. Über Sexualität, Wissen und Wahrheit*. Berlin: Merve.

Foucault, Michel (1988): *Der Wille zum Wissen* (Sexualität und Wahrheit, Bd. 1). Frankfurt/Main: Suhrkamp.

Foucault, Michel (1991): *Die Geburt der Klinik. Eine Archäologie des ärztlichen Blicks*. München: Fischer.

Foucault, Michel (1992): *Andere Räume*. In: Barck, Karlheinz et al. (Hrsg.): Aisthesis: *Wahrnehmung heute oder Perspektiven einer anderen Ästhetik*. 4. Aufl. Leipzig: Reclam, S. 34-46.

Foucault, Michel (2005): *Die Heterotopien / Der utopische Körper. Zwei Radiovorträge*. Frankfurt/Main: Suhrkamp.

Fuchs, Werner (1971): *Die These von der Verdrängung des Todes*. In: Frankfurter Hefte. Zeitschrift für Kultur und Politik, Jg. 26, S. 177-184.

Gasteiger, Ludwig/Schneider, Werner (2013): *Interpretativ-rekonstruktive Diskursforschung und Grounded Theory Methodology* [unveröff. Manuskript].

Glaser, Barney (2011): *Der Umbau der Grounded-Theory-Methodologie*. In: Mey, Günther/Mruck Katja (Hrsg.): Grounded Theory Reader. 2., akt. und erw. Ausg., Wiesbaden: VS, S. 137-161.

Hahn, Alois (1968): *Einstellungen zum Tod und ihre soziale Bedingtheit. Eine soziologische Untersuchung.* Stuttgart: Ferdinand Enke.

Hahn, Alois (1991): Literaturbesprechung zu Armin Nassehi und Georg Weber: *Tod, Modernität und Gesellschaft. Entwurf einer Theorie der Todesverdrängung.* Opladen: Westdeutscher Verlag 1989. In: Kölner Zeitschrift für Soziologie und Sozialpsychologie, 43, S. 162-164.

Hayek, Julia v. (2006): Hybride Sterberäume. *Eine ethnographische Studie im ambulanten Hospizdienst.* Münster: Lit-Verlag.

Hayek, Julia v./Pfeffer, Christine/Schneider, Werner (2009): *„Sterben dort, wo man zuhause ist..." – Organisation und Praxis von Sterbebegleitungen in der ambulanten Hospizarbeit*; Ergebnisbericht Forschungsprojekt Nr. 107243, gefördert von der Deutschen Krebshilfe 2006-2008 (unveröff. Manuskript).

Helle, Horst J. (1992): *Verstehende Soziologie und Theorie der Symbolischen Interkation*, 2., überarb. und erw. Aufl. Stuttgart: Teubner.

Hitzler, Ronald (1999): *Welten erkunden. Soziologie als (eine Art) Ethnologie der eigenen Gesellschaft.* In: Soziale Welt, 50. Jg., H. 4, S. 473-483.

Hitzler, Ronald (2011): *Ist da jemand? Über Appräsentationen bei Menschen im Zustand ‚Wachkoma'.* In: Keller, Reiner/Meuser, Michael (Hrsg.): Körperwissen. Wiesbaden: VS. S. 69-83.

Hitzler, Ronald (2012): *Am Ende der Welt? Zur Frage des Erlebens eines Menschen im Wachkoma.* In: Schröer, Norbert/Hinnenkamp, Volker/Kircher, Simone/Poferl, Angelika (Hrsg.): Lebenswelt und Ethnographie. Beiträge der 3. Fuldaer Feldarbeitstage 2./3. Juni 2011. Essen: Oldib, S. 355-366.

Hitzler, Ronald/Eberle, Thomas (2000): *Phänomenologische Lebensweltanalyse.* In: Flick, Uwe/Kardoff, Ernst v./Steinke, Ines (Hrsg.): *Qualitative Forschung. Ein Handbuch.* Reinbek: Rowohlt, S. 109-118.

Hoerster, Norbert (1997): *Definition des Todes und Organtransplantation.* In: Universitas (Zeitschrift für interdisziplinäre Wissenschaft), 52, 607, S. 42-52.

Hoerster, Norbert (1998): *Sterbehilfe im säkularen Staat.* Frankfurt/Main: Suhrkamp.

Hoffmann, Matthias (2011): *„Sterben? Am liebsten plötzlich und unerwartet." Die Angst vor dem sozialen Sterben.* Wiesbaden: VS.

Honer, Anne (1993): *Das Perspektivenproblem in der Sozialforschung. Bemerkungen zur lebensweltlichen Ethnographie*, in: Jung, Thomas/Müller-Doohm, Stefan (Hrsg.): *‚Wirklichkeit' im Deutungsprozeß. Verstehen und Methoden in den Kultur- und Sozialwissenschaften*, Frankfurt/ Main: Suhrkamp, S. 241-257.

Honer, Anne (1993): *Lebensweltliche Ethnographie: ein explorativ-interpretativer Forschungsansatz am Beispiel von Heimwerkerwissen.* Wiesbaden: DUV.

Honer, Anne (1994): *Das explorative Interview*, in: Schweizerische Zeitschrift für Soziologie, 3, S. 623-640.

Honer, Anne (1994a): *Einige Probleme lebensweltlicher Ethnographie.* In: Schröer, Norbert (Hrsg.): Interpretative Sozialforschung. *Auf dem Weg zu einer hermeneutischen Wissenssoziologie.* Opladen: Westdeutscher Verlag, S. 85-106.

Honer, Anne (2000): *Lebensweltanalyse in der Ethnographie.* In: Flick, Uwe/Kardoff, Ernst v./ Steinke, Ines (Hrsg.): *Qualitative Forschung. Ein Handbuch.* Reinbek: Rowohlt, S. 194-204.

Honer, Anne (2011): *Kleine Leiblichkeiten. Erkundungen in Lebenswelten.* Wiesbaden.

Honer, Anne (2012a): *Die Bedeutung existenziellen Engagements.* In: Schröer, Norbert/Hinnenkamp, Volker/Kircher, Simone/Poferl, Angelika (Hrsg.): *Lebenswelt und Ethnographie.* Beiträge der 3. Fuldaer Feldarbeitstage 2./3. Juni 2011. Essen: Oldib, S. 21-29.

Honer, Anne (2012b): *Anne auf dem Amt. Ein Cultural Clash.* In: Schröer, Norbert/Hinnenkamp, Volker/Kircher, Simone/Poferl, Angelika (Hrsg.): *Lebenswelt und Ethnographie.* Beiträge der 3. Fuldaer Feldarbeitstage 2./3. Juni 2011. Essen: Oldib, S. 31-37.

Hopf, Christel (2000): *Qualitative Interviews – ein Überblick*, in: Flick, Uwe/ Kardoff, Ernst v./ Steinke, Ines (Hrsg.), *Qualitative Sozialforschung.* Ein Handbuch, Reinbek: Rowohlt, S. 349-360.

Janssens, Rien/Quartier, Thomas (2000). *Ethische und konzeptionelle Aspekte der Palliativmedizin.* In: Zeitschrift für medizinische Ethik, 46, S. 273-286.

Kaufmann, Jean-Claude (1999): *Das verstehende Interview. Theorie und Praxis*, Konstanz: UVK.

Keller, Reiner (2008): *Wissenssoziologische Diskursanalyse. Grundlegung eines Forschungsprogramms.* 2. Auflage. Wiesbaden: VS.

Knoblauch, Hubert (2010): *Subjekt, Interaktion und Institution.* In: Honer, Anne/Meuser, Michael & Pfadenhauer, Michaela (Hrsg.). *Fragile Sozialität. Inszenierungen, Sinnwelten, Existenzbastler* (Ronald Hitzler zum 60. Geburtstag), Wiesbaden: VS, S.115-128.

Knoblauch, Hubert/Soeffner Hans-Georg (1999): *Todesnähe. Wissenschaftliche Beiträge zur Erforschung eines außergewöhnlichen Phänomens.* Konstanz: UVK.

Knoblauch, Hubert/Zingerle, Arnold (Hrsg.) (2005): *Tod – Sterben – Hospiz. Beiträge zur Thanatosoziologie.* Berlin: Duncker & Humblot.

Lindemann, Gesa (2002): *Die Grenzen des Sozialen. Zur sozio-technischen Konstruktion von Leben und Tod in der Intensivmedizin.* München: Wilhelm Fink.

Lindner, Rolf (1990): *Die Entdeckung der Stadtkultur. Soziologie aus der Erfahrung der Reportage.* Frankfurt/Main: Suhrkamp.

Link, Jürgen (1983): *Was ist und was bringt Diskurstaktik.* In: KultuRRevolution, 2, S. 60-66.

Link, Jürgen (2007): *Dispositiv und Interdiskurs. Mit Überlegungen zum Dreieck* Foucault – Bourdieu – Luhmann. In: Kammler, Clemens/Parr, Rolf (Hrsg.): *Foucault in den Kulturwissenschaften. Eine Bestandsaufnahme*, Frankfurt/Main: Suhrkamp, S. 219-238.

Lüders, Christian (2008): *Beobachten im Feld und Ethnographie.* In: Flick, Uwe/ Kardoff, Ernst v. / Steinke, Ines (Hrsg.): *Qualitative Forschung.* Ein Handbuch, 6. durchges. u. aktual. Aufl., Reinbek: Rowohlt, S. 384-401.

Macho, Thomas H. (1987): *Todesmetaphern. Zur Logik der Grenzerfahrung.* Frankfurt/Main: Suhrkamp.

Maddrell, Avril/Sidaway, James D. (Hg.) (2010): *Deathscapes. Spaces for Death, Dying, Mourning and Remembrance.* Farnham/Burlington.

Malinowski, Bronislaw (1961 [1922]). *Argonauts of the Western Pacific.* New York: E.P. Dutton.

Mannheim, Karl (1952 [1929]). *Ideologie und Utopie.* 3.Aufl., Frankfurt/Main: Vittorio Klostermann.

Manzei, Alexandra (2012): *Der Tod als Konvention. Die (neue) Kontroverse um Hirntod und Organtransplantation.* In: Eckhart, Wolfgang U./Anderheiden, Michael (Hrsg.): *Handbuch Sterben und Menschenwürde*, Berlin: De Gruyter, S. 137-174.

Mauss, Marcel (2013) [1947]: *Handbuch der Ethnographie*, München: Wilhelm Fink.

Mücher, Frank (2012): *Grenzen und Möglichkeiten lebensweltanalytischer Ethnographie*. In: Schröer, Norbert/Hinnenkamp, Volker/Kircher, Simone/Poferl, Angelika (Hrsg.): *Lebenswelt und Ethnographie*. Beiträge der 3. Fuldaer Feldarbeitstage 2./3. Juni 2011. Essen: Oldib, S. 387-393.

Müller, Sabine (2010): *Revival der Hirntod-Debatte: Funktionelle Bildgebung* für die Hirntod-diagnostik, in: Ethik in der Medizin, 22, 1, S.5-17.

Nassehi, Armin (2003): *Geschlossenheit und Offenheit. Studien zur Theorie der modernen Gesellschaft*, Frankfurt/Main.

Nassehi, Armin/Saake, Irmhild (2005): *Kontexturen des Todes. Eine Neubestimmung soziologischer Thanatologie*. In: Knoblauch, Hubert/Zingerle, Arnold (Hrsg.): *Thanatosoziologie. Tod, Hospiz und die Institutionalisierung des Sterbens*. Berlin, S. 31-54.

Nassehi, Armin/Weber, Georg (1989): *Tod, Modernität und Gesellschaft. Zu einer Theorie der Todesverdrängung*. Opladen.

Pfeffer, Christine (1998): *Brücken zwischen Leben und Tod. Eine empirische Untersuchung in einem Hospiz*. Köln.

Pfeffer, Christine (2005): *„Hier wird immer noch besser gestorben als woanders". Eine Ethnographie stationärer Hospizarbeit*. Bern: Huber.

Powner, David J./Bernstein, Ira M. (2003): *Extended Somatic Support for Pregnant Women after Brain Death*. In: Critical Care Medicine, 31, 4, S. 1241-1249.

Ruoff, Michael (2007): *Foucault-Lexikon. Entwicklungen – Kernbegriffe – Zusammenhänge*. Paderborn: Fink.

Ruprecht, Marlene (2013): *Wissen und Erfahrungen zu Hospiz und Sterben. Persönliches Erleben öffnet die Augen*. In: Die Hospiz Zeitschrift. Fachforum für Palliative Care, Jg. 15, Nr. 56, S. 6-9.

Saake, Irmhild (2008): *Moderne Todessemantiken. Die Biographisierung des Sterbenden*. In: Saake, Irmhild/Vogd, Werner (Hrsg.): *Moderne Mythen der Medizin. Studien zu Problemen der organisierten Medizin*. Wiesbaden, S. 237-264.

Schlake, H.-P./Roosen, K. (o.J.): *Der Hirntod als der Tod des Menschen*, hrsg. von der Deutschen Stiftung Organtransplantation. Würzburg: o.V.

Schmied, Gerhard (1991): *Das Schlagwort vom verdrängten Tod. Zu einem Fehlurteil über die Moderne*. In: Universitas. Zeitschrift für interdisziplinäre Wissenschaft, Jg. 46, Bd. 1., S. 328-338.

Schneider, Werner (1999): *»So tot wie nötig – so lebendig wie möglich!« Sterben und Tod in der fortgeschrittenen Moderne. Eine Diskursanalyse der öffentlichen Diskussion um den Hirntod in Deutschland*. Münster: Lit.

Schneider, Werner (2005): *Der ‚gesicherte' Tod – Zur diskursiven Ordnung des Lebensendes in der Moderne*. In: Knoblauch, Hubert/Zingerle, Arnold (Hrsg.): *Thanatosoziologie: Tod, Hospiz und die Institutionalisierung des Sterbens*. Berlin, S. 55-79.

Schneider, Werner (2005): *Der ‚gesicherte' Tod – Zur diskursiven Ordnung des Lebensendes in der Moderne*. In: Knoblauch, Hubert/Zingerle, Arnold (Hrsg.): *Thanatosoziologie: Tod, Hospiz und die Institutionalisierung des Sterbens*. Berlin: Duncker & Humblot, S. 55–79.

Schneider, Werner (2007a): *Vom Wissen um den Tod – Diskursive Wissenspolitiken am Beispiel von Hirntoddefinition und Organtransplantation*. In: Ammon, Sabine/Heineke, Corinna/Selbmann, Kirsten (Hrsg.): *Wissen in Bewegung. Vielfalt und Hegemonie in der Wissensgesellschaft*. Weilerswist: Velbrück, S. 200-220.

Schneider, Werner (2007b): *Gesagtes und Ungesagtes, Sagbares und Unsagbares – beidseitige '(Un-) Aufrichtigkeit' im wissenschaftlichen Interview*. In: Reinhard, Wolfgang (Hrsg.): *Krumme Touren. Anthropologie kommunikativer Umwege* (Veröffentlichungen des Instituts für Historische Anthropologie, Bd. 10). Wien: Böhlau, S. 395-420.

Schneider, Werner (2011): *Das andere Leben im ‚toten' Körper – Symbolische Grenzprobleme und Paradoxien von Leben und Tod am Beispiel ‚hirntoter' Schwangerer*. In: Villa, Paula-Irene/ Moebius, Stephan/Thiessen, Barbara (Hrsg.): *Soziologie der Geburt. Diskurse, Praktiken und Perspektiven,* Frankfurt/Main: Campus, S. 155-182.

Schneider, Werner (2012): *Lebensweltanalytische Ethnographie und Dispositivanalyse: Theoretische und methodische Anmerkungen zur Forschungspraxis am Lebensende.* In: Schröer, Norbert/ Hinnenkamp, Volker/Kircher, Simone/Poferl, Angelika (Hrsg.): *Lebenswelt und Ethnographie.* Beiträge der 3. Fuldaer Feldarbeitstage 2./3. Juni 2011. Essen: Oldib, S. 435-443.

Schneider, Werner/Eschenbruch, Nicholas/Thoms, Ursel (2011): *Wirksamkeit und Qualitätssicherung in der SAPV-Praxis – eine Begleitstudie, Ergebnisbericht*, Universität Augsburg (unveröff. Manuskript).

Schneider, Werner/Hirseland, Andreas (2005). *Macht – Wissen – gesellschaftliche Praxis. Dispositivanalyse und Wissenssoziologie.* In: Keller, Reiner/Hirseland, Andreas/Schneider, Werner/ Viehöver, Willy (Hrsg.): *Die diskursive Konstruktion von Wirklichkeit. Zum Verhältnis von Wissenssoziologie und Diskursforschung*. Konstanz: UVK, S. 251-275.

Schneider, Werner/Nieder, Ludwig (2007): *Die Grenzen des menschlichen Lebens aus kulturwissenschaftlicher Sicht*. Münster: LIT-Verlag.

Schnell, Rainer/Hill, Paul B./Esser, Elke (1992): *Methoden der empirischen Sozialforschung*, 3., überarb. u. erw. Aufl., München: Oldenbourg.

Schütz, Alfred/Luckmann, Thomas (1979): *Strukturen der Lebenswelt*. Frankfurt/Main: Suhrkamp.

Shewmon, Alan D. (1998): *Chronic ‚Brain Death': Meta-analysis and conceptuel consequences*". In: Neurology, 51, 6, S. 1538-1545.

Soeffner, Hans-Georg (2004): *Auslegung des Alltags – Der Alltag der Auslegung: Zur wissenssoziologischen Konzeption einer sozialwissenschaftlichen Hermeneutik*. Konstanz: UVK.

Soeffner, Hans-Georg/Hitzler, Ronald (1994): *Hermeneutik als Haltung und Handlung. Über methodisch kontrolliertes Verstehen*, in: Schröer, Norbert (Hrsg.), *Interpretative Sozialforschung. Auf dem Wege zu einer hermeneutischen Wissenssoziologie*, Opladen: Westdeutscher Verlag, S. 28-54.

Steinke, Ines (2004): *Gütekriterien qualitativer Sozialforschung*. In: Flick, Uwe /Kardoff, Ernst v./ Steinke, Ines (Hrsg.): *Qualitative Forschung. Ein Handbuch*, 3. Aufl., Reinbek: Rowohlt, S. 319-331.

Strauss, Anselm L. (1994): *Grundlagen qualitativer Sozialforschung*, München: Fink (UTB)

Sudnow, David (1967): *Passing On. The Social Organization of Dying*. Englewood Cliffs: Prentice-Hall.

Traue, Boris (2010): *Das Subjekt der Beratung: zur Soziologie einer Psycho-Technik*. Bielefeld.

Wilson, Thomas P. (1982): *Qualitative 'oder' quantitative Methoden in der Sozialforschung*, in: Kölner Zeitschrift für Soziologie und Sozialpsychologie, 34, S. 487-508.

Ethnographie – Eine kommentierte Literaturliste

Christine Dunger

Ethnographie, ethnographische Forschungen und entsprechende Methoden sind in vielerlei Zusammenhängen zu finden. Deutschsprachige, vor allem aber englisch- und französischsprachige Autoren haben in den letzten Jahrzehnten eine schier unübersichtliche Menge an Artikeln, Reflexionen, wissenschaftlichen Büchern oder Feldnotizen als Romane veröffentlicht.

Die folgende Literaturübersicht widmet sich der kurzen Darstellung grundlegender Beiträge und Monographien zur Methode der Ethnographie, ihrem Ursprung und konkreten Anwendungsvorschlägen. Hinzu kommt der Verweis auf weiterführende Literatur und zwei Studien aus dem Bereich Palliative Care, die die in diesem Buch vorgestellte Methode angewendet haben.

Die Einteilung der Literatur orientiert sich an drei Kategorien:

1. Grundlagenliteratur, die als gute Einführung dienen kann, allgemeine Aspekte der ethnographischen Feldforschung erläutert und verschiedene Ansätze innerhalb der Ethnographie darstellt.
2. Publizierte ethnographische Studien zum Thema Lebensende/Palliative Care.
3. Weiterführende Literatur.

1 Grundlagenliteratur

Die hier im Überblick dargestellte Literatur besteht im Wesentlichen aus Monographien, die mit unterschiedlichen theoretischen oder forschungspraktischen Ansprüchen die Ethnographie als Forschungsmethode vorstellen.

Marcel Mauss *(2013): Handbuch der Ethnographie, München.*

Das im Jahr 2013 das erste Mal in deutscher Sprache erschienene Handbuch der Ethnographie besteht aus, ursprünglich 1947 veröffentlichten, Vorlesungsmitschriften von Denise Paulme. Sie war Schülerin von Marcel Mauss, der seine Vorlesungen von 1926 bis 1939 am Institut d' Ethnologie der Universität Paris hielt.

Nach der Einführung durch die Herausgeberinnen der deutschen Übersetzung, die vor allem den Hintergrund und Forschungsanspruch Marcel Mauss' erläutert, folgen die grundlegenden inhaltlichen Ausführungen des Buches: eine Verortung und Begründung ethnographischer Untersuchungen, ihrer Methoden teilnehmender Beobachtungen und die Erläuterung verschiedener Aspekte der Untersuchung einer Gesellschaft. Infolge dieser Beschreibungen werden Sozialmorphologie und -physiologie von Gesellschaften erläutert und Hinweise zu entsprechenden Untersuchungsschritten gegeben. Hierzu gehören sowohl demographische und geographische Angaben, als auch spezielle Eigenheiten einer Gesellschaft in Bezug auf ihre Alltagstechniken, Wirtschaft, Religion, Ästhetik, Wissenschaften oder ihr Rechtssystem.

Das Buch gibt somit die methodischen Leitfäden und thematischen Schwerpunkte, die Marcel Mauss ins Zentrum der ethnologischen Ausbildung setzte, wieder, strukturiert sie klar verständlich und diskutiert sie in ihrer Bedeutung. Insbesondere die Strukturierung von Beobachtungen und der teilhabenden, sehr differenziert beschriebenen Untersuchung einer Gesellschaft, geben ein gutes Verständnis ethnographischer Arbeit und dienen besonders Anfängern als Orientierung. Gleichzeitig greift das Buch das historische Grundverständnis ethnologischer Forschung auf und reflektiert es. Damit eignet es sich neben der Hilfe zur Orientierung vor allem zu einer tieferen Auseinandersetzung mit Ethnographie als interdisziplinäre, intensive und systematische Tätigkeit, deren Gegenstand die teilnehmende Beobachtung ganzer Gesellschaften und deren Ziel die Beschreibung dieser ist. Das geschieht durch die Darstellung der gesellschaftlichen Phänomene, ihrer Bedingungen und Zusammenhänge, d.h. über die Kenntnis der sozialen Tatsachen, wie es seit Durkheim heißt.

Paul Atkinson *(2001): Handbook of Ethnography. Sage.*

Das "Handbook of Ethnography" stellt eine breite Sammlung an Beiträgen zu ethnographischer Forschung dar. Mit dem Ziel möglichst facettenreich, aber nicht vollständig, die Konzeptualisierung und Durchführung ethnographischer Feldarbeit zu beschreiben, wurden die Beiträge in drei Abschnitte gegliedert. Die Herausgeber beziehen somit theoretische Hintergründe, Arbeitsfelder oder Kontexte und zuletzt Methoden ein und diskutieren diese sehr verschiedenen, auch gegenläufigen Verständnisse ethnographischer Feldarbeit in ihrem jeweiligen Kontext. Eine konkrete Anleitung zur Durchführung von Studien gibt dieses Buch nicht.

Anne Honer *(1993): Lebensweltliche Ethnografie. DUV.*

Lebensweltliche Ethnographie meint den Versuch, soziale Wirklichkeiten von Menschen, die in modernen Gesellschaften leben, zu rekonstruieren. Dabei werden ethnographische (teilnehmende Beobachtung) und phänomenologische (Tiefeninterviews) Datenerhebungsmethoden angewendet. Die dahinter stehende Perspektive ist die einer Pluralität moderner Gesellschaften, die dazu führt, dass Menschen sich im Alltag an vielfältigen Sozialzusammenhängen orientieren. Diese haben jeweils kulturelle Eigenständigkeiten und bestehen aus eigenen Wissens- und Handlungszusammenhängen, die es zu beschreiben und verstehen gilt.

Honer gelingt es in diesem Buch sowohl die theoretischen Grundannahmen ihrer Forschungsperspektive, als auch relevante forschungspraktische Herausforderungen sehr verständlich darzustellen. Grundsätzlich fordert sie mehr ethnographisches Selbstverständnis in der Soziologie, die mit dem alleinigen Blick auf die das Individuum prägenden sozio-historischen Umstände, d.h. die Rahmenbedingungen, ihrer eigentlichen Aufgabe (gesellschaftliche) Wirklichkeiten zu rekonstruieren nicht gerecht werden kann. Insbesondere die selbstreflexive Darstellung der Feldarbeit im ersten Teil zeigt auf, was es bedeutet, den Perspektivwechsel zu vollziehen, den es bedarf, um die Frage zu beantworten, wie jemand anderes die Welt erfährt, wenn er sich in einem bestimmten Sozial- und Sinnzusammenhang versteht. Das Beispiel des Heimwerkerwissens ist in seiner Alltäglichkeit gut gewählt und verdeutlicht die Grundannahmen der beschriebenen lebensweltlichen Ethnographie.

Bettina Beer *(2008): Methoden ethnologischer Forschung, Reimer.*

Dieser Band aus der Reihe Ethnologische Paperbacks vermittelt sowohl Grundwissen, als auch Grundlagen zur Planung erster Feldforschungen. Vor allem die Übersicht über grundlegende methodische Werkzeuge der ethnologischen Feldforschung zu der teilnehmende und systematische Beobachtungen, Interviewtechniken, aber auch Aspekte interdisziplinäre Teamarbeit oder der Einsatz von Film und Video gehören.

Alle Beiträge sind eingehend und erfahrungsnah geschrieben, obwohl keine konkreten Erfahrungsberichte zu Umständen im Feld oder dem Forschungsprozess enthalten sind. Die Autoren sind sowohl Lehrende, als auch Forscher, die selbst Erfahrungen in der ethnologischen Forschung haben. Die Beiträge zu den ausgewählten Verfahren enthalten jeweils eine historische Erläuterung, den Bezug zu typischen Fragestellungen und wichtigen Voraussetzungen der Durchführung, Informationen zur Durchführung des Verfahrens selbst, aber auch eine Diskussion zu möglichen Problemen sowie Vor-/ Nachteilen. Damit wird ein guter Überblick gewährleistet, der immer wieder durch tabellarische Übersichten, Darstellungen und Bilder ergänzt wird.

Vor allem diese umfassende Darstellung bietet eine gute Einführung für junge Forscher, die sich der Feldforschung widmen und geht dabei mit der Beschreibung konkreter Verfahren über die bloße Beschreibung teilnehmender Beobachtung als Haltung hinaus.

Alex Stewart *(1998): The ethnographer's method. Sage.*

Dieses sehr kurze Büchlein entstammt der Serie "Qualitative Research Methods" und widmet sich der Abgrenzung verschiedener ethnographischer Methoden wie den theoretischen Hintergründen dieser. Dabei werden auch Verbindungen und Unterschiede bspw. zur Methode der Grounded Theory aufgegriffen. Vor allem die Checkliste für ethnographische Methoden gibt eine prägnante und gut handhabbare Orientierung. Dieses auch zur kritischen Bewertung geeignete Instrument ist jedoch nicht ohne vertieften inhaltlichen Hintergrund anzuwenden.

Martyn Hammersley, Paul Atkinson *(2007): Ethnography: Principles in Practice, Taylor & Francis.*

Die dritte Auflage dieser, erstmals 1983 aufgelegten, Einführung in die Ethnographie gibt eine systematische Übersicht über die Prinzipien ethnographischer Forschung und ihrer Anwendung, greift neue Medien zur Datensammlung und -analyse auf und diskutiert damit verbundene ethische Implikationen.

Aus der Perspektive einer reflexiven Forschungshaltung werden die einzelnen Schritte der Feldforschung, vom Feldzugang, über die Kodierung einzelner Interviews bis zur Erstellung von Feldnotizen besprochen. Reflexivität meint dabei eine Forschungshaltung, die die eigenen Orientierungen, Werte, Umgebungsfaktoren, etc. offen legt und so dem Widerspruch zwischen dem Anspruch objektivierbarer Ergebnisse und subjektiven Einflüssen im Forschungsprozess begegnet. Hilfreich scheint die ausführliche Diskussion ethischer Aspekte der ethnographischen Forschung. Sie zeigt verschiedene Themen und Perspektiven auf und leitet somit eine Reflexion ein, die der eigenen Positionierung des Lesers/ Forschers im Feld dient.

Giampetro Gobo *(2008): Doing Ethnography, Sage.*

„Doing Ethnography" soll, laut Giampetro Gobo, eine Anleitung, ein Rezeptbuch sein, um ethnographisches Forschen zu lernen, oder anschaulich zu lehren. Tatsächlich gibt es mit den vier klassischen Abschnitten Methodologie,

Datenerhebung, Datenanalyse und Präsentation einen breiten Überblick über die Ethnographie, systematisiert ihre Methoden und gibt somit eine hilfreiche und verständliche Anleitung zur Anwendung ethnographischer Forschung. Die wesentlichen Diskussionspunkte der Methode (bspw. der Widerspruch von Teilhabe, gleichzeitiger Beobachtung und Distanz) oder verschiedene Ansätze und Theorien werden genauso thematisiert, wie die großen des Projektmanagements ethnographischer Forschung. Hervorzuheben sind die Kapitel zur Datenerhebung, die viele auftretende Fragen und Probleme aufgreifen, diskutieren und Antwort- bzw. Lösungsvorschläge geben. Ebenso wichtig ist der Abschnitt zum ethnographischen Schreiben, d.h. der Präsentation der Ergebnisse und seiner Formen. Die dargestellte Konzeption der Datenauswertung ist ausreichend, beschränkt sich aber auf Corbin und Strauss. Insgesamt bietet das Buch somit einen guten Einblick in die Anwendung ethnographischer Forschung. Der Wissenszuwachs kann, so denn erwünscht, in jeweils die Kapitel beendenden Fragekatalogen überprüft werden.

Kawulich, B.B. *(2005): „Participant Observation as a Data Collection Method", in: Forum: Qualitative Sozialforschung (6/2005).*

Kawulich gelingt in diesem Journalartikel eine verständliche und umfassende Übersicht zu teilnehmenden Beobachtungen als zentraler Erhebungsmethode im Lichte ethnographischer Forschungstradition. Nach der Diskussion grundlegender Definitionen, teilnehmender Beobachtungen und einem kurzen historischen Rückblick, werden Nutzen der Anwendung, wie auch Vor- und Nachteile teilnehmender Beobachtungen aufgezeigt. Nach dieser grundlegenden Einführung liegt der Fokus auf der praktischen Durchführung von teilnehmenden Beobachtungen und dem damit verbundenen (ethnographischen) Forschungsprozess. Neben dem kurzen Exkurs zu ethischen Fragestellungen, die oftmals auch in der Diskussion um den notwendigen Beziehungsaufbau und die Verantwortung des Forschers bei der Verbreitung sensibler Daten auftauchen, sind vor allem die zahlreichen Tipps hervorzuheben, die als Hilfestellung im Forschungsprozess zu verstehen sind. Ebenfalls interessant ist der letzte Abschnitt, der Vorschläge macht, teilnehmende Beobachtungen zu lehren und zu erlernen.

2 Publizierte Studien zum Thema Lebensende/Palliative Care

Die Anzahl von Studien, die sich kulturellen Aspekten der Versorgung am Lebensende widmen, ist recht hoch. Oftmals werden jedoch nationale Surveys oder qualitative Befragungen genutzt, um Unterschiede zwischen Ethnien darzustellen. Die Methode der Ethnographie, die sich mittels teilnehmender Beobachtungen ihrem Gegenstand nähert, wird seltener angewendet. Die zwei hier vorgestellten Studien wurden in Kanada und Australien durchgeführt und beschäftigen sich mit Aspekten der Versorgung am Lebensende. Ihnen gemein sind eine recht ausführliche Beschreibung des methodischen Vorgehens und eine allgemeine Methodenwahl. Inhaltlich fokussieren die Studien auf die Bedeutung von Humor und Lachen in der palliativen Versorgung und die Umsetzung der pflegerischen Rolle als Patientenfürsprecher in Entscheidungssituationen am Lebensende.

Dean RA, *et al. (2004): Humor and laughter in palliative care: an ethnographic investigation. Journal of Palliative Support Care, 2 (2004):139-48.*

Die Autoren untersuchen in "Humor and laughter in palliative care: an ethnographic investigation" Humor und Lachen als Phänomene im Kontext palliativer Versorgung. Ziel ist die umfassende Beschreibung des Einsatzes und der Funktion von Humor und Lachen. Die dargestellten Ergebnisse sind Teilergebnisse einer Studie, die auch die Umstände erforscht, unter denen Humor und Lachen auftreten oder wann sie als unangemessen erlebt werden.

Im Rahmen einer klinischen Ethnographie wurden Beobachtungen im klinischen Setting durchgeführt und über 200 Stunden Feldarbeit geleistet. Kurzinterviews mit Patienten und Angehörigen während der Beobachtungen wurden, wie auch 15 halbstandardisierte Interviews mit Mitgliedern aus dem Versorgungsteam, als ergänzende Daten aufgenommen. Das Setting war eine Palliativstation mit 30 Betten. Die Auswertung verlief als induktive Kategorienbildung, die drei Hauptthemen ergaben. „Building relationships“, „Contending with circumstances“ und „Expressing sensibility“ sind die zentralen Funktionen des Einsatzes von Humor und Lachen. Sie zeigen, dass Humor in der palliativen Versorgung nicht selbstverständlich ist, aber einen wichtigen Platz einnimmt und Teil der psychosozialen Betreuung ist.

Tallman K. *et al. (2007): Living With Advanced Illness: Longitudinal Study of Patient, Family, and Caregiver Needs. International Journal of Nursing Studies, 44 (2007): 1343-1353.*

Pflegende finden sich oftmals in der Rolle der Patientenfürsprecher wieder, oder definieren sich selbst als solche. In der gesteigerten Kostenverantwortung, so die Autoren, kann es auf Intensivstationen zu Entscheidungssituationen kommen, in denen diese Fürsprecherrolle eine signifikante Position einnimmt. Ziel des Artikels ist das Potential der Pflege als Patientenfürsprecher bei Entscheidungen am Lebensende auf Intensivstationen darzustellen. Die dargestellt Untersuchung ist ebenfalls Teil einer größeren Studie.

Nach einer Diskussion der relevanten Literatur, wird das methodische Vorgehen erläutert, bei dem sich die Autoren unterschiedlicher Datenerhebungsmethoden bedienten, die im Rahmen teilnehmender Beobachtungen auf einer Intensivstation durchgeführt wurden. Für die Analyse der Fürsprecherrolle wurden Interviewsequenzen, die laut Literaturanalyse relevant scheinen, aus dem gesamten Datenmaterial ausgewählt und interpretiert. Als zentral beschreiben die Autoren das Ideal eines guten Todes, das die Pflegenden und Mediziner haben, bzw. wie dieses realisiert werden kann. Ökonomischer Druck, die Dominanz medizinischer Interventionen, Konflikte über das Patientenmanagement und fehlende pflegerische Autonomie, wie Autorität sind wiederum Hindernisse in der möglichen Umsetzung der pflegerischen Fürsprecherrolle. Dem entgegenwirken lässt sich, so die Schlussfolgerung, nur mittels klarer pflegerischer Assessments, der stärkeren Positionierung der Pflegenden und der Entwicklung neuer Versorgungsstrukturen.

3 Weiterführende Literatur

Die hier aufgelisteten Beiträge und Monographien vertiefen einerseits den theoretischen Rahmen ethnographischer Forschung und enthalten andererseits eher ethnologisch ausgerichtete Forschungsbeispiele. Sie werden, wie auch die kurzen Einführungen zur ethnographischen Forschung aus allgemeinen Methodenbüchern, nicht ausführlich vorgestellt.

Monographien zur ethnologischen Perspektive:

Bettina Beer und Hans Fischer *(2012): Ethnologie. Einführung und Überblick, Reimer.*

Clifford Geertz: *Dichte Beschreibung. Beiträge zum Verstehen kultureller Systeme. Suhrkamp, 2002, Frankfurt a.M.*

Reinhold Hitzler: *Welten erkunden. Soziologie als (eine Art) Ethnologie der eigenen Gesellschaft. FQS.*

Stefan Hirschauer, Klaus Amann: *Die Befremdung der eigenen Kultur. Suhrkamp, 2012, Frankfurt a.M.*

Englischsprachige Monographien zu besonderen Aspekten ethnographischer Forschung:

John Van Maanen *(2011): Tales of the Field: On Writing Ethnography, University of Chicago Press.*

D. Soyini Madison *(2012): Critical ethnography: method. Ethics and Performance, LA.*

Jean Schensul, Margret D LeCompte *(2010): Designing and Conducting Ethnographic research: An Introduction, AltaMira Press.*

Buchbeiträge in allgemeinen Methodenbüchern:

Lüders, Chr. *(2000): „Beobachten im Feld der Ethnographie", in: Flick, U. et al. (Hg.)(2003): Qualitative Forschung, Reinbek bei Hamburg.*

Jörg Strübing *(2013): Qualitative Sozialforschung: Eine komprimierte Einführung für Studierende, Oldenbourg Wissenschaftsverlag.*

Weiterführende Literatur, die auch konkrete Forschungsbeispiele aufgreift, ist unter anderem im Forum Qualitative Sozialforschung / Forum: Qualitative Social Research zu finden. Das FQS ist eine Open-Access Online-Zeitschrift für qualitative Sozialforschung.

Die Autorinnen und Autoren

Univ.-Prof. Dr. Martin W. Schnell, M.A. ist Lehrstuhlinhaber für „Sozialphilosophie und Ethik" an der Fakultät für Kulturreflexion und das Studium Fundamentale und Direktor des „Instituts für Ethik und Kommunikation im Gesundheitswesen (IEKG)" an der Fakultät für Gesundheit der Universität Witten/Herdecke. Mitherausgeber des „Journal Phänomenologie"; Tätigkeiten an Universitäten im In- und Ausland.

Harald Kolbe (MSc) ist Pflegewissenschaftler und arbeitet als Projektleiter für die LWL-Maßregelvollzugsabteilung Westfalen.

Dr. phil. Piret Paal ist Ethnologin, wissenschaftliche Mitarbeiterin an der Professur für Spiritual Care, Klinik und Poliklinik für Palliativmedizin Klinikum der Universität München.

Prof. Dr. Werner Schneider ist Soziologie an der Universität Augsburg und arbeitet u. a. zu den Forschungsschwerpunkten Thanatasoziologie, qualitative Methoden und Diskurs-/Dispositivforschung.

Christine Dunger, MScN, ist wissenschaftliche Mitarbeiterin am Lehrstuhl für „Sozialphilosophie und Ethik" an der Fakultät für Kulturreflexion und das Studium Fundamentale sowie Mitarbeiterin des „Instituts für Ethik und Kommunikation im Gesundheitswesen (IEKG)" an der Fakultät für Gesundheit der Universität Witten/Herdecke.